NUTRACÊUTICOS E EXERCÍCIO FÍSICO NA HIPERTENSÃO

DANIEL MASSAHARU ENOKIDA
JULIANO CASONATTO

NUTRACÊUTICOS E EXERCÍCIO FÍSICO NA HIPERTENSÃO

Guia Profissional na Prevenção e Tratamento

Londrina – PR
2019

Copyright © 2019 Daniel Massaharu Enokida, Juliano Casonatto
Todos os direitos reservados.

ISBN: 9781093496642

Sobre os autores:

Daniel Massaharu Enokida
Nutricionista. Pós graduado em Fisiologia, Bioquímica, Nutrição e Treinamento Esportivo pela UNICAMP, Fisiologia pela UEL, Nutrição Esportiva Funcional pela UNICSUL/VP Centro de Nutrição Funcional. Mestrado em Exercício Físico na Promoção da Saúde – UNOPAR. É membro pesquisador do GEPEFAF. Possui mais de 12 anos de experiência em nutrição clínica. Já foi docente universitário, atualmente lecionando apenas em cursos de especialização. E trabalha também há mais de 10 anos em saúde pública.

Juliano Casonatto
Profissional de Educação Física. Possui graduação, mestrado e doutorado em Educação Física pela Universidade Estadual de Londrina (2013). Atualmente é Professor Titular da Universidade Norte do Paraná (UNOPAR) onde atua no Programa de Mestrado Profissional em Exercício Físico na Promoção da Saúde. É líder do Grupo de Estudo e Pesquisa em Fisiologia e Atividade Física (GEPEFAF). Tem experiência na área de Educação Física, atuando principalmente nos seguintes temas: pressão arterial, sobrepeso, respostas cardiovasculares, aptidão física.

SUMÁRIO

PRESSÃO ARTERIAL E HIPERTENSÃO ARTERIAL SISTÊMICA 1
1.1   Fisiologia da Pressão arterial 1
1.2   Hipertensão Arterial Sistêmica 4

FATORES DIETÉTICOS ASSOCIADOS AO CONTROLE DE
PRESSÃO ARTERIAL 7
2.1   Recomendações dietéticas para portadores de HAS 8
2.2   Dieta DASH 8
2.3   Dieta do Mediterrâneo 11
2.4   Controle de Sódio na Dieta 13
2.5   Recomendações de Sódio Dietético 15

NUTRACÊUTICOS PARA O CONTROLE DE PRESSÃO ARTERIAL. 23
3.1   Formadores do óxido nítrico 24
3.2   L-arginina 25
3.3   L-citrulina 32
3.4   Nitratos e nitritos 37
3.5   Micronutrientes 43
3.6   Vitamina C 43
3.7   Vitamina D 46
3.8   Potássio 48
3.9   Magnésio 53

OUTROS NUTRIENTES COM INDÍCIOS DE POTENCIAL
INTERFERÊNCIA NO CONTROLE DA PRESSÃO ARTERIAL 75
4.1   Resveratrol e polifenóis do vinho 76
4.2   Cacau 77
4.3   Alho 79
4.4   Probióticos 80

EXERCÍCIO FÍSICO NA HIPERTENSÃO ARTERIAL 89
5.1   Tipos de exercício físico na a Hipertensão Arterial 91
5.2   Efeitos do exercício físico sobre a pressão arterial 94
5.3   Prescrição de exercício físico e monitorização ao esforço 97

5.4   Cuidados e riscos do Exercício Físico na Hipertensão Arterial 102

EXERCÍCIO FÍSICO E NUTRACÊUTICO EM USO COMBINADO .. 115

ANEXO A – Melhores intervenções não-farmacológicas, via exercício físico, comprovadas para prevenção e tratamento da hipertensão   123

ANEXO B – Uma Abordagem Integrativa ao Tratamento da Hipertensão 124

INTRODUÇÃO

A Hipertensão Arterial Sistêmica (HAS) é um grave problema de saúde pública no Brasil e no mundo. Sua prevalência no Brasil varia entre 22% e 44% para adultos (32% em média), chegando a mais de 50% para indivíduos com 60 a 69 anos e 75% em indivíduos com mais de 70 anos [1]. De acordo com a última Pesquisa Nacional de Saúde para o ano de 2013, a prevalência de HAS referida na população de adultos residentes nas capitais brasileiras e no Distrito Federal foi de 24,1% [2].

Apesar da disponibilidade de diversos, eficazes e bem tolerados tratamentos a HAS e suas patologias associadas permanecem como a principal causa de morte e incapacidade também nos países desenvolvidos [3]. Ela é um dos fatores de risco mais relevantes para as doenças cardiovasculares e é esperado para incidência crescer em todo o mundo nas próximas duas décadas [4], conforme tendência também apresentada no estudo da Zhou et al [5].

Em particular, estima-se que a carga global da hipertensão arterial irá aumentar para 1,56 bilhão de indivíduos afetados em 2025 [4]. A PA elevada é responsável por 7,6 milhões de mortes prematuras por ano [6]. Além disso, foi demonstrado que a sua manutenção em níveis normais reduz a incidência de complicações cardiovasculares, tanto nos pacientes hipertensos quanto em cujos valores da PA são apenas ligeiramente elevados [7]. O que reforça a importância de melhorar o controle da pressão arterial da população em geral.

Considerando que o aumento patológico da PA gera danos à saúde e um alto custo ao Sistema de Saúde, estratégias devem ser desenvolvidas para o combate e prevenção da HAS. A nutrição e o exercício físico vem ao encontro deste anseio alcançando o escopo da hipotensão arterial por vias não farmacológicas fornecendo alternativas que possam apresentar-se com menor custo e grande efetividade (Tabela 1).

A ciência atual evolui "a passos largos" e muitas vezes esses profissionais detém de pouco tempo e/ou sua formação acadêmica algumas vezes não os preparam para leitura e interpretação da tão complexa literatura científica. Ainda, o consumo da ciência pelos bacharéis na área da saúde deve ser favorecido, ao mérito de que eles tenham informações de qualidade para sua constante formação e aplicação dos conhecimento adquiridos.

Tabela 1 - Redução média da pressão arterial sistólica de acordo com as recomendações de modificação no estilo de vida.

Modificação	Recomendações	Redução Média* da PAS
Redução de Peso	Manter o peso normal (índice de massa corporal entre 18,5 a 24,9 kg/m^2)	5 a 20 mmHg
Adotar dieta DASH como plano alimentar	Consumir uma dieta rica em frutas, vegetais, derivados de leite com baixa teor de gordura saturadas e totais	8 a 14 mmHg
Atividade Física	Se envolver em atividade física aeróbica regular como caminhadas rápidas (ao menos 30 min diários na maioria dos dias da semana)	4 a 9 mmHg
Moderar o consumo de álcool	Limitar a duas doses de álcool ao dia para homens (duas latas de cerveja, uma taça de vinho, uma dose de whisky) e uma dose para mulheres e pessoas de baixo peso.	2 a 4 mmHg

* Os efeitos da implementação dessas modificações são dose e tempo dependentes, podendo ser maior para alguns indivíduos
Referência: Adaptado da Associação Americana do Coração [8].

Sendo assim, a proposta desta produção técnica é a de preparar uma publicação no formato de um livro, organizando de modo sistemático as mais atuais descobertas da literatura científica que relacionam os tratamentos não farmacológicos que acarretam hipotensão arterial via estímulos fisiológicos com nutrientes e exercício físico.

Este livro será uma ferramenta com objetivo de transpor de uma forma didática a ciência que envolve a Nutrição e Exercício Físico na HAS facilitando o acesso aos profissionais de saúde a este apanhado de conhecimentos. Para tanto, as principais estratégias - nutracêuticos e exercício físico - serão abordadas, proporcionando, assim, aos profissionais da área de saúde acesso a um instrumento de apoio para o desenvolvimento de estratégias individuais e coletivas na prevenção e tratamento da HAS. Ao mesmo tempo corroborando a importância das mudanças de estilo de vida para a saúde plena.

Referências

1. Brasil, Ministério da Saúde, Secretaria de Atenção à Saúde, Departamento de Atenção Básica. Estratégias para o cuidado da pessoa com doença crônica : o cuidado da pessoa tabagista. Ministério da Saúde. 2015. 154 p.
2. Andrade SS de A, Stopa SR, Brito AS, Chueri PS, Szwarcwald CL, Malta DC. Prevalência de hipertensão arterial autorreferida na população brasileira: análise da Pesquisa Nacional de Saúde, 2013. Epidemiol e Serviços Saúde. 2015;24(2):297–304.
3. Gaziano TA. Cardiovascular disease in the developing world and its cost-effective management. Vol. 112, Circulation. 2005. p. 3547–53.
4. Kearney PM, Whelton M, Reynolds K, Muntner P, Whelton PK, He J. Global burden of hypertension: Analysis of worldwide data. Lancet. 2005;365(9455):217–23.
5. Zhou B, Bentham J, Di Cesare M, Bixby H, Danaei G, Cowan MJ, et al. Worldwide trends in blood pressure from 1975 to 2015: a pooled analysis of 1479 population-based measurement studies with 19·1 million participants. Lancet. 2017;389(10064):37–55.
6. Lawes CM, Hoorn S Vander, Rodgers A. Global burden of blood-pressure-related disease, 2001. Lancet. 2008;371(9623):1513–8.
7. McInnes GT. Lowering blood pressure for cardiovascular risk reduction. J Hypertens Suppl. 2005;23(1):S3-8.
8. Conditions CM. Controlling hypertension in adults. Hum Serv. 2013;3–4.

PRESSÃO ARTERIAL E HIPERTENSÃO ARTERIAL SISTÊMICA

Em virtude ao que o tema do livro se propõe convém inicialmente evidenciar o conceito fisiológico do controle da pressão arterial (PA) e a Hipertensão Arterial Sistêmica, pois só se é possível efetivas intervenções se claro está o conhecimento dessas vias.

1.1 Fisiologia da Pressão arterial

A regulação da PA é uma das funções fisiológicas mais complexas do organismo, dependendo das ações integradas dos sistemas cardiovasculares, renal, neural e endócrino. A função da circulação sanguínea é a de prover as necessidades dos tecidos corporais: transportar os nutrientes, eliminar os produtos do metabolismo, levar hormônios de parte do corpo para a outra e, de modo geral, manter o ambiente apropriado em todos os líquidos teciduais do organismo para que as células sobrevivam e funcionem de maneira adequada [1]. A intensidade do fluxo sanguíneo que passa por muitos tecidos é controlada sobretudo em resposta às suas necessidades de nutrientes; em alguns órgãos, como os rins, a circulação serve para outras funções; por exemplo, o fluxo sanguíneo para os rins está relacionado à sua função excretora, o que demanda que grande volume de sangue seja filtrado a cada minuto [2].

A circulação pode ser segmentada nas partes funcionais da circulação [1]:
- Artérias: transportam o sangue sob alta pressão para os tecidos. Apresentam fortes paredes vasculares, e nelas o sangue flui em alta velocidade;
- As arteríolas são os pequenos ramos finais do sistema arterial;

- Os capilares tem a função de troca de líquidos, nutrientes, eletrólitos, hormônios e outras substâncias entre o sangue e o líquido intersticial;
- Vênulas coletam o sangue dos capilares e de forma gradual ligam-se formando veias progressivamente maiores;

Por fim, as veias funcionam como condutos para o transporte de sangue das vênulas de volta ao coração; além disso, atuam como importante reservatório de sangue extra.

Como definição direta a PA é o produto da relação diretamente proporcional com o débito cardíaco (DC) e a resistência vascular periférica (RVP), sendo a pressão exercida pelo sangue dentro dos vasos sanguíneos, com a força proveniente dos batimentos cardíacos [3]. Apresentada como fórmula matemática contida na figura 1.

Figura 1 - Princípio da fisiologia do controle da Pressão Arterial

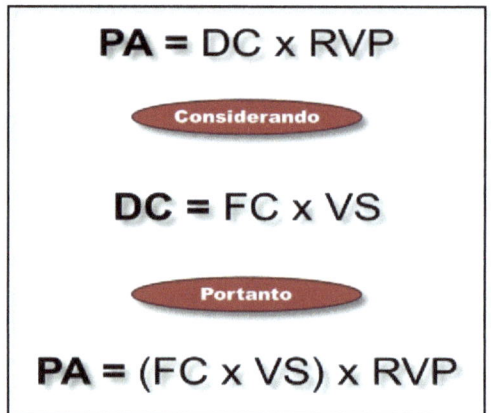

Considerando o DC ainda um produto da frequência cardíaca (FC) e volume sistólico (VS) de fórmula matemática (DC = FC x VS) podemos analisar que o controle da pressão arterial é diretamente ligado as variáveis FC, VS e RVP [1]. Assim, para facilitar o entendimento pode-se aplicar o princípio matemático da proporcionalidade das grandezas. Grandezas diretamente proporcionais são aquelas grandezas onde a variação de uma provoca a variação da outra numa mesma razão em uma divisão, se um coeficiente aumenta o outro também aumentará por exemplo. Já grandezas inversamente proporcionais ocorrem em multiplicações na qual se um coeficiente aumenta o outro irá reduzir.

Nos indivíduos normais e nos portadores de HAS existe um espectro de variação do DC com respostas concomitantes da RVP para um determinado nível de PA [4]. Em muitos pacientes portadores de HA a elevação da PA é decorrente do aumento da RVP (diretamente proporcionais) enquanto em alguns, a elevação do DC é o responsável pela HA [5].

Fisiologicamente o mecanismo conhecido no controle da PA é o Sistema Renina- Angiotensina – Aldosterona (fig. 2).

Figura 2 - Sistema renina – angiotensina - aldosterona

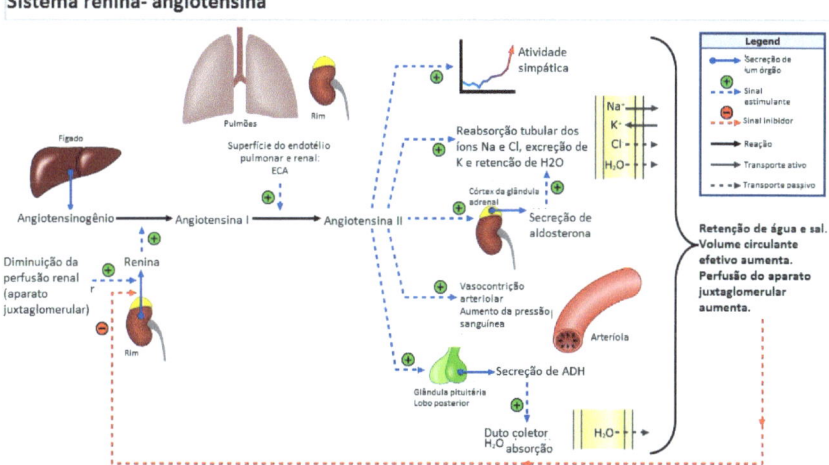

O sistema renina-angiotensina-aldosterona corresponde a uma complexa rede hormonal, com papel crucial nos mecanismos que regulam tanto a pressão arterial como o balanço hidroeletrolítico do organismo [2]. Na visão clássica e de uma forma breve, quando há redução da retenção de sódio, ativação simpática ou redução da PA os rins liberam renina, sendo ela uma enzima específica para o angiotensinogênio, que transforma o angiotensinogênio hepático em angiotensina I, que por sua vez ativa a enzima conversora de angiotensina dos endotélios pulmonares e renal convertendo-a a angiotensina II. Sendo este o principal hormônio desse sistema. Como efeito hormonal sinaliza um aumento do Sistema Nervoso Simpático, a produção e excreção da aldosterona, a reabsorção de cloreto de sódio, potássio e retenção hídrica, vaso constrição arteriolar e sinaliza a liberação da vasopressina (aumentando ainda mais a retenção hídrica). Fazendo como consequência um aumento da PA através do aumento da RVP e do volume sanguíneo (VS).

Essa visão clássica desse sistema tem sido a base para a utilização de fármacos inibidores da ECA (ex.: captopril, enalapril), ou de antagonistas específicos do receptor angiotensina II (ex.: losartana), empregados amplamente no controle de um número cada vez maior de patologias, tais como: hipertensão arterial, falência cardíaca, remodelamento ventricular, disfunção renal e complicações diabéticas.

Ainda assim, essas variáveis da PA são plausíveis de intervenção externa também de através de nutrientes e exercício físico. Como exemplo o exercício físico pode influenciar a pressão arterial através de alterações da frequência cardíaca, da eficiência da propulsão sanguínea (VS) e vasodilatação (RVP). (Exemplo: ↓RVP x DC = ↓PA). Além disso, estímulos hormonais, sistema nervoso autonômico, receptores sensíveis de controle da PA (baro, quimio e termoceptores vasculares) são exemplos de locais de ação do exercício físico interferindo sobre o controle da PA.

Já os nutracêuticos agem sobre a PA principalmente na proteção do endotélio cardiovascular (efeitos protetores antioxidante e antiaterosclerótico) e vasodilatador com substratos ao óxido nítrico - o principal sinalizador de vasodilatação vascular (agindo na RVP) -, mas também podem agir sobre hormônios regulatórios de volume sanguíneo/ hídrico (atuando em VS e RVP).

1.2 Hipertensão Arterial Sistêmica

A Hipertensão Arterial Sistêmica (HAS) é uma condição clínica multifatorial caracterizada por níveis elevados e sustentados de PA (PA ≥130 x 80 mmHg) [6]. Associa-se, frequentemente, às alterações funcionais e/ou estruturais dos órgãos-alvo (coração, encéfalo, rins e vasos sanguíneos) e às alterações metabólicas, com aumento do risco de eventos cardiovasculares fatais e não fatais [7].

Sendo a HAS um grave problema de saúde pública no Brasil e no mundo e possuindo baixas taxas de controle [7] a mortalidade por doença cardiovascular aumenta progressivamente com a elevação da PA a partir de 115/75 mmHg de forma linear, contínua e independente [8]. Em contrapartida uma redução de 10 mm Hg na pressão arterial sistólica reduziu o risco de eventos cardiovasculares maiores em 20%, doença coronariana em 17%, acidente vascular cerebral em 27%, insuficiência cardíaca em 28% e mortalidade por todas as causas em 13% [9].

Com sua prevalência no Brasil variando entre 22% e 44% para adultos (32% em média), chegando a mais de 50% para indivíduos com 60 a 69 anos e 75% em indivíduos com mais de 70 anos [7]. Levantamento publicado em um grande estudo (2017) [10] de coorte prospectivo (1975 a 2015) relatou que o número de pessoas com PA elevada dobrou nos últimos 40 anos e atualmente 1 bilhão de pessoas no mundo sofrem de hipertensão[10]. Além disso, no mesmo estudo a prevalência global de pressão arterial elevada por idade foi de 24,1% em homens e 20,1% em mulheres no ano de 2015; o número de adultos com aumento da PA subiu de 594 milhões em 1975 para 13,3 bilhões em 2015, principalmente em países de baixa renda e de renda média [10]. Por outro lado, apesar da disponibilidade de diversos, eficazes e bem tolerados tratamentos a HAS e suas patologias associadas permanecem como a principal causa de morte e incapacidade no mundo [11].

Devido a inúmeras inovações e constante atualizações na área da saúde, a tomada de decisão dos profissionais necessita estar embasada em princípios científicos, a fim de selecionar a intervenção mais adequada para a situação específica de cuidado, uma vez que existem diferenças entre esperar que esses avanços tenham resultados positivos e saber se eles verdadeiramente funcionam. Surge então o termo "Medicina Baseada em Evidências" que em seu conceito busca o uso consciencioso, explícito e sensato da melhor evidência disponível na tomada de decisão sobre o cuidado a pacientes, acrescida da experiência do médico e das preferências do paciente [12]. Por isso a prática da Saúde Baseada em Evidências visa à melhoria do cuidado, por meio de identificação e promoção de práticas que funcionem e eliminação das ineficientes ou prejudiciais [13] também a minimização da lacuna entre a geração da evidência científica e sua aplicação no cuidado ao paciente.

Havendo a necessidade de protocolos eficazes de prevenção e tratamento da HAS com enfoque nas modificações no estilo de vida com dieta e exercício físico, este livro busca preencher a lacuna que ainda existe entre o profissional de saúde (educação física, nutrição e medicina) e a literatura científica tentando "traduzir" de forma simples, direta e sistemática a "saúde baseada em evidências" tornando-se, assim, um ferramenta indispensável no combate a HAS.

Referências

1. Hall JE. Guyton E Hall Tratado De Fisiologia Médica. 2017. 1176 p.
2. Aires MM. Fisiologia - Margarida de Melo Aires. quarta edi. Rio de Janeiro: Guanabara Koogan; 2012. 1353 p.
3. Brandão AA, Amodeo C, Nobre F. Hipertensão. 2nd ed. RIo de Janeiro: Elsevier; 2012. 560 p.
4. Dustan HP. Irvine Page lecture. Legacies of Irvine H. Page. J Hypertens Suppl. 1990 Dec;8(7):S29-34.
5. Frohlich ED. Ischemia and fibrosis: the risk mechanisms of hypertensive heart disease. Brazilian J Med Biol Res. 2000 Jun;33(6):693–700.
6. Whelton PK, Carey RM, Aronow WS, Casey DE, Collins KJ, Dennison Himmelfarb C, et al. 2017 ACC/AHA/AAPA/ABC/ACPM/AGS/APhA/ASH/ASPC/NMA/PCNA Guideline for the Prevention, Detection, Evaluation, and Management of High Blood Pressure in Adults: Executive Summary. Hypertension. 2017 Nov 13;1–416.
7. Brasil, Ministério da Saúde, Secretaria de Atenção à Saúde, Departamento de Atenção Básica. Estratégias para o cuidado da pessoa com doença crônica : o cuidado da pessoa tabagista. Ministério da Saúde. 2015. 154 p.
8. Malachias M, Souza W, Plavnik F, Rodrigues C, Brandão A, Neves M, et al. 7ª Diretriz Brasileira de Hipertensão Arterial. Arq Bras Cardiol. 2016;107(3):1–83.
9. Ettehad D, Emdin CA, Kiran A, Anderson SG, Callender T, Emberson J, et al. Blood pressure lowering for prevention of cardiovascular disease and death: a systematic review and meta-analysis. Lancet (London, England). 2016 Mar 5;387(10022):957–67.
10. Zhou B, Bentham J, Di Cesare M, Bixby H, Danaei G, Cowan MJ, et al. Worldwide trends in blood pressure from 1975 to 2015: a pooled analysis of 1479 population-based measurement studies with 19·1 million participants. Lancet. 2017;389(10064):37–55.
11. Gaziano TA. Cardiovascular disease in the developing world and its cost-effective management. Vol. 112, Circulation. 2005. p. 3547–53.
12. Sackett DL, Rosenberg WM, Gray JA, Haynes RB, Richardson WS. Evidence based medicine: what it is and what it isn't. BMJ. 1996 Jan 13;312(7023):71–2.
13. Akobeng AK. Principles of evidence based medicine. Arch Dis Child. 2005 Aug 1;90(8):837–40.

FATORES DIETÉTICOS ASSOCIADOS AO CONTROLE DE PRESSÃO ARTERIAL

O estilo de vida é claramente um dos responsáveis pela patogenicidade e alta prevalência da HAS. Entre os aspectos associados estão principalmente os hábitos e atitudes que corroboram para o aumento do peso corporal, especialmente associado ao aumento da obesidade visceral; alto consumo energético; e excesso ou deficiência de nutrientes, associados ao padrão alimentar, baseado em alimentos industrializados [1].

Entre os hábitos de vida, a alimentação ocupa um papel de destaque no tratamento e prevenção da HAS [2]. Uma alimentação inadequada está associada de forma indireta a maior risco cardiovascular, que pode, ainda, ser associado a outros fatores de risco como obesidade, dislipidemia e HAS [3]. Várias modificações dietéticas demonstram benefícios sobre a PA, como a redução da ingestão de sal e álcool, redução do peso e possivelmente aumento no consumo de alguns micronutrientes, como potássio e magnésio [4]. Alguns estudos indicam que o padrão dietético global, mais que um alimento isolado, tem maior importância na prevenção de doenças e redução da morbidade e mortalidade cardiovascular [5].

Além disso, junto aos fatores ambientais as interações de nutrientes-genes e a epigenética são predominantes na promoção de efeitos benéficos ou prejudiciais na saúde cardiovascular e na hipertensão, por isso, macronutrientes e micronutrientes respondem podendo prevenir, controlar ou tratar a hipertensão através de numerosos mecanismos relacionados à fisiologia vascular [6].

Ainda, o estresse oxidativo, a inflamação e a disfunção autoimune são alguns dos fatores que iniciam e propagam a HAS e doenças cardiovasculares [6]. Sugere-se então que pode haver um papel complementar de suplementos nutracêuticos, vitaminas, antioxidantes e minerais com ação antioxidante e retardo do envelhecimento vascular no tratamento/ prevenção da HAS quando combinados com alimentação adequada e outras modificações de estilo de vida. No entanto, precisa-se ainda evoluir nesses estudos pois, mesmo obtendo resultados promissores alguns são pequenos e não têm um acompanhamento a longo prazo para a eficácia e a segurança. Por isso, o papel deste livro será de discutir apresentando as possíveis vias terapêuticas pela intervenção nutricional na HAS.

2.1 Recomendações dietéticas para portadores de HAS

Em parceria com a Universidade Federal de Minas Gerais, o Ministério da Saúde lançou no ano de 2012 as suas recomendações nutricionais para o manejo da HAS, denominado "dez passos para alimentação saudável para pessoa com HAS" 1 (Quadro 1).

Diretrizes, como a da Sociedade Brasileira de Cardiologia e Colégio Americano de Cardiologia apresentaram o benefício significativo das modificações dietéticas por via de reeducação alimentar em valores de PA. Entre estas as abordagens se encontra a adoção a planos alimentares saudáveis e sustentáveis para prevenção e tratamento da HAS. Padrões alimentares como DASH [7] e dieta do Mediterrâneo [8], que consistem numa alimentação de baixa ingestão de sal e gorduras saturadas e uma dieta rica em frutas, vegetais, produtos integrais, gorduras insaturadas (ômegas 3 e 9) e antioxidantes podem modificar com sucesso a PA.

2.2 Dieta DASH

Dentro desse contexto da Hipertensão Arterial a dieta DASH (*Dietary Approaches to Stop Hypertension*) - em tradução livre abordagens dietéticas para parar a hipertensão - é a abordagem dietética altamente recomendada pelas Sociedades nacional [9] e internacionais [2,10–12] para prevenção e tratamento da HAS. Estudos baseados em evidência clínica[13] têm demonstrado o papel da DASH na redução dos níveis pressóricos de pacientes hipertensos e, por isso, é hoje recomendada pela Diretriz Brasileira de Hipertensão, como parte do tratamento não medicamentosos da HAS.

A pesquisa inicial com a abordagem dietética DASH [14] foi um ensaio clínico randomizado e aleatório de alimentação controlada. Em comparação com uma dieta de controle típica de consumo nos EUA, a dieta DASH produziu reduções na pressão PAS e PAD de 5,5 e 3,0 mmHg, respectivamente – com resultados evidentes com 2 semanas após o início. A partir de então passados 20 anos dos estudos iniciais ela se consolida através de ensaios demonstrando que consistentemente reduz pressão arterial em uma gama diversa de pacientes com hipertensão e pré-hipertensão sendo observadas em subgrupos de homens, mulheres, minorias raciais / étnicas e indivíduos brancos [4,13,15,16].

Quadro 1 - dez passos para alimentação saudável para pessoa com HAS

1. Procure usar o mínimo de sal no preparo dos alimentos. Recomenda-se para indivíduos hipertensos 4 g de sal por dia (uma colher de chá), considerando todas as refeições.
2. Para não exagerar no consumo de sal, evite deixar o saleiro na mesa. A comida já contém o sal necessário!
3. Leia sempre o rótulo dos alimentos verificando a quantidade de sódio presente (limite diário: 2.000 mg de sódio).
4. Prefira temperos naturais como alho, cebola, limão, cebolinha, salsinha, açafrão, orégano, manjericão, coentro, cominho, páprica, sálvia, entre outros. Evite o uso de temperos prontos, como caldos de carnes e de legumes, e sopas industrializadas. Atenção também para o aditivo glutamato monossódico, utilizado em alguns condimentos e nas sopas industrializadas, pois esses alimentos, em geral, contêm muito sódio.
5. Alimentos industrializados como embutidos (salsicha, salame, presunto, linguiça e bife de hambúrguer), enlatados (milho, palmito, ervilha etc.), molhos (ketchup, mostarda, maionese etc.) e carnes salgadas (bacalhau, charque, carne seca e defumados) devem ser evitados, porque são ricos em gordura e sal.
6. Diminua o consumo de gordura. Use óleo vegetal com moderação e dê preferência aos alimentos cozidos, assados e/ou grelhados.
7. Procure evitar a ingestão excessiva de bebidas alcoólicas e o uso de cigarros, pois eles contribuem para a elevação da pressão arterial.
8. Consuma diariamente pelo menos três porções de frutas e hortaliças (uma porção = 1 laranja média, 1 maçã média ou 1 fatia média de abacaxi). Dê preferência a alimentos integrais como pães, cereais e massas, pois são ricos em fibras, vitaminas e minerais.
9. Procure fazer atividade física com orientação de um profissional capacitado.
10. Mantenha o seu peso saudável. O excesso de peso contribui para o desenvolvimento da hipertensão arterial.

A DASH mostrou que a pressão arterial foi reduzida por meio de seu plano alimentar com características de baixo teor de gordura total e saturada, colesterol e com maior consumo de frutas, legumes e verduras, além de produtos lácteos livres ou com baixo teor de gordura. Também inclui grãos integrais, peixes, aves e preconizam o consumo reduzido de carne vermelha, doces, produtos com adição de açúcares, sendo rica em potássio, magnésio e cálcio. A partir de então, diversos estudos clínicos randomizados utilizaram a dieta DASH para investigar os efeitos deste plano alimentar no controle da pressão arterial [17]. A tabela abaixo apresenta o resumo das metas para os nutrientes que foram utilizados nos estudos DASH:

Tabela 2 - Metas de nutrientes no plano alimentar DASH

Metas diárias utilizadas nos estudos DASH (com base num plano alimentar de 2100 calorias)	
Gordura total	27%
Gordura saturada	6%
Proteína	18%
Carboidrato	55%
Colesterol	1500 mg
Sódio	2300 mg
Potássio	4700 mg
Cálcio	1250 mg
Magnésio	500 mg
Fibra	30 g

Este padrão nutricional tem impacto importante na redução da pressão arterial, devido aos benefícios associados ao alto consumo de potássio, magnésio e cálcio. Além disso, a dieta DASH traz benefícios adicionais para perda de peso, reduzindo também biomarcadores de risco cardiovascular.

Para se montar o plano de alimentação DASH usado nos estudos é utilizado a metodologia de porções diárias de vários grupos de alimentos. O número de porções que você exigir pode variar, dependendo da sua necessidade calórica. Será apresentado na Tabela 3 três valores calóricos de base 1.600, 2.600 e 3.100 calorias. A escolha calórica deverá ser de acordo com os cálculos de necessidade energética diárias de cada indivíduo. Também há duas opções de seleção de controle alimentar de sódio previsto no modelo DASH que são 2300 mg de sódio por dia ou maior restrição ainda de 1500 mg/dia de sódio. 2300 é a escolha inicial no plano na qual se houver maior necessidade de controle/redução da PA poderá se optar por rigidez maior ainda no controle da ingestão de sódio [7].

O plano de alimentação DASH usado junto com mudanças de estilo de vida pode ajudar a prevenir e controlar a pressão arterial. Deve-se sempre aplicá-lo aliado a reforço nas mudanças de hábitos alimentares, redução de peso se apresentar excesso de peso, atividade física regular e redução de álcool.

As relatadas porções apresentam tamanho ou peso em medidas caseiras para facilitar o controle da ingesta alimentar similar ao desenvolvido pela pirâmide alimentar. Como exemplo a equivalência para o grupo do grãos: 1 fatia de pão, 3 colheres de sopa de cereal, ½ xícara de arroz ou outro cereal cozido; vegetais: 1 pires cheio de vegetais crus ou ½ xícara de vegetais cozidos ou suco de vegetais; fruta: 1 unidade média ou fatia média ou 1 xícara de fruta picada ou ½ xícara de suco de fruta. Leite e derivados desnatado ou com baixo teor de gorduras: 1 copo de leite ou iogurte ou 2 fatias médias de queijo magro (40g); carnes magras: 1 filé pequeno de frango, peixe gado (30 g) ou 1 ovo; oleaginosas, sementes ou leguminosas: 1/3 de xícara de oleaginosas, 2 colheres de sopa de pasta de amendoim ou sementes, 1 concha de leguminosa (feijão, lentilha, ervilha ou grão de bico); gorduras e óleos: 1 colher de sopa de óleo vegetal não refinado; doces e açúcares de adição: 1 colher de sopa rasa de açúcar, 1/2 xícara de doce ou sobremesa.

Tabela 3 - Plano DASH – número de porções diária recomendada

Grupos Alimentares	Calorias por dia		
	1600 kcal	2600 kcal	3100 kcal
Grãos*	6	10-11	12-13
Vegetais	3-4	5-6	6
Frutas	4	5-6	6
Leite e derivados desnatados ou com baixo teor de gorduras	2-3	3	3-4
Carnes magras, aves e peixes	3-6	6	6-9
Oleaginosas, sementes e leguminosas	3/semana	1	1
Gorduras e óleos	2	3	4
Doces e açúcar adicionado	0	≤ 2	≤ 2

*Grãos inteiros são recomendados para a maioria das porções de grãos como uma boa fonte de fibras e nutrientes.

2.3 Dieta do Mediterrâneo

A dieta mediterrânea tem sido amplamente relacionada como um modelo de alimentação saudável que contribui para um estado de saúde favorável e melhor qualidade de vida [18]. É um modelo alimentar dos países mediterrâneos, como Itália, Grécia, Portugal e Espanha. Essa dieta tornou-se mundialmente conhecida, principalmente, por sua relação com a baixa incidência de doenças cardíacas [19].

Trata-se de um conjunto de hábitos alimentares, tradicionalmente conhecido por ser rico em frutas, verduras, legumes e cereais; azeite de oliva como uma das principais fontes de lipídios; consumo moderado de vinho tinto durante as refeições; consumo preferencial de peixes e baixo consumo de carne vermelha [18].

Detalhando orientações a dieta mediterrânea[20] é caracterizada por:
- Alto consumo de frutas, vegetais, pão e outros cereais, batata, feijões, nozes e sementes;
- O azeite de oliva é a principal fonte de gordura monoinsaturada;
- Baixa a moderada ingestão de peixe e frango;
- Carne vermelha pouco consumida;
- Ovos ingeridos até quatro vezes na semana;
- Consumo baixo a moderado de vinho.

As pessoas que seguem a dieta mediterrânea média comem menos gorduras saturadas (gordura animal) do que aqueles que comem a dieta ocidental média e mais de metade das calorias gordas em uma dieta mediterrânea provêm de gorduras monoinsaturadas não refinadas (principalmente de azeite). Gorduras estas que apresentam papel anti-inflamatório e antioxidante [20].

A incidência de doenças cardíacas nos países mediterrâneos é menor do que nos Estados Unidos, as taxas de mortalidade também são baixas [20]. Mas isso pode não ser inteiramente devido à dieta. Os fatores de estilo de vida (como mais atividade física e sistemas de suporte social estendido) também podem desempenhar um papel de intervenção benéfica.

Pesquisas têm publicado metanálises [8,21-27] mostrando que os benefícios da dieta mediterrânea estão associados com uma melhora significativa no estado de saúde geral, redução significativa na mortalidade total, mortalidade por doenças cardiovasculares, incidência ou mortalidade por câncer, além da diminuição na incidência de doenças neurológicas, como doença de Parkinson e Alzheimer.

Um estudo importante, publicada por Sofi et al (2008)[25] avaliou mais de um milhão e quinhentos mil indivíduos saudáveis, por meio da análise cumulativa de doze estudos de coorte. O estudo revelou que o aumento na adesão da dieta mediterrânea reduziu em 9% a mortalidade geral, com redução de 9% na mortalidade por doenças cardiovasculares, redução de 6% na incidência de mortalidade por câncer e uma redução de 13% na incidência da doença de Parkinson e Alzheimer.

Em 2010 [8], este mesmo grupo de pesquisadores publicou uma metanálise atualizada com 18 estudos prospectivos, em que investigaram novamente a associação entre a adesão à dieta mediterrânea e incidência/mortalidade por doenças. Os resultados foram obtidos a partir de mais de 2 milhões de indivíduos, verificando que o aumento na aderência à dieta mediterrânea determinou uma redução significativa de 10% de morte e/ou incidência de doenças cardiovasculares e cerebrovasculares, redução de 6% da morte e/ou incidência de câncer e uma redução de 13% na incidência de doenças neurodegenerativas. Com isso, confirmaram os resultados publicados no estudo anterior, sugerindo uma proteção significativa contra as principais doenças crônico-degenerativas em indivíduos que relataram maior adesão à dieta mediterrânea.

Os resultados desses estudos com a dieta mediterrânea parecem ser clinicamente relevantes para a saúde pública, em especial para incentivar esse padrão alimentar para a prevenção primária das principais doenças crônicas.

O padrão proposto pela dieta do mediterrâneo vem ao encontro do que foi publicado no Guia Alimentar da População Brasileira [28] que ao invés de trabalhar com grupos alimentares e porções recomendadas, indica que a alimentação tenha como base alimentos frescos (frutas, carnes, legumes) e minimamente processados (arroz, feijão e frutas secas), além de evitar os ultra processados (como macarrão instantâneo, salgadinhos de pacote e refrigerantes) pois possuem altos teores de gorduras prejudiciais e sódio.

A tabela 4 apresenta um exemplo de um cardápio montado baseado no plano alimentar DASH associada também aos padrões do mediterrâneo de 1600 kcal/dia.

2.4 Controle de Sódio na Dieta

Natrium, nome latino do sódio, fazendo alusão ao natron (minério de carbonato de sódio, hoje conhecido como trona) proveniente do vale de Natron, perto do Cairo e de Alexandria. Já o nome sódio origina-se de soda cáustica, substância da qual ele foi obtido por Humphry Davy em 1807, é um metal alcalino, sólido na temperatura ambiente, macio, de coloração branca, ligeiramente prateada [29].

Entre os íons que exercem papel importante na manutenção da pressão osmótica e do equilíbrio ácido básico do organismo, estão o sódio, o potássio e o cloro. O sódio é o principal cátion no líquido extracelular do corpo e tem papel fundamental na manutenção da pressão osmótica e manter o equilíbrio hídrico no interior do organismo, aproximadamente 95% do conteúdo total de sódio corporal encontra-se no fluido extracelular [30]. Ele também contribui para a manutenção do equilíbrio ácido básico, a absorção de nutrientes e é essencial para a contração muscular e transmissão nervosa [31].

Este eletrólito é prontamente absorvido por transporte ativo e passivo na parte superior do intestino delgado e transportado para os rins, onde é filtrado, retornando para o sangue em níveis apropriados [32]. É excretado principalmente na urina (90-95%), complementado com quantidades variáveis perdidas por

Tabela 4 - Exemplo de cardápio do Plano Alimentar DASH + mediterrâneo 1600 kcal

Alimento	Quantidade	Nº. De porções	Grupo alimentar
CAFÉ DA MANHÃ			
Pão integral	3 fatias finas	3	Grãos
Queijo minas light	2 fatias finas	2	Leite
Café com leite desnatado sem açúcar	1 xícara	1	Leite
Ovo mexido	1 unidade	1	Carnes
Fruta	1 unidade média	1	Frutas
LANCHE DA MANHÃ			
Fruta	1 unidade média	1	Frutas
ALMOÇO			
Arroz integral	9 col sopa	3	Grãos
Peixe grelhado	2 filés (30 g)	2	Leite
Vegetais crus	1 pires cheio	1	Vegetais
Vegetais cozidos	½ xícara de chá	1	Vegetais
Azeite de oliva	1 col sobremesa	1	Gorduras
LANCHE DA TARDE			
Fruta	2 unidades médias	1	Frutas
JANTAR			
Mandioca cozida	9 col. sopa	3	Grãos
Filé de frango	2 filés (30 g)	2	Leite
Vegetais crus	1 pires cheio	1	Vegetais
Vegetais cozidos	½ xícara de chá	1	Vegetais
Azeite de oliva	1 col sobremesa	1	Gorduras
Vinho tinto seco	½ taça (120 ml)	-	-

meio de suor e das fezes. Sua concentração é controlada através da secreção de hormônios do sistema renina-angiotensina-aldosterona, sistema nervoso simpático, o peptídeo atrial natriurético, o sistema calicreína-quinina, vários mecanismos intra-renais e outros fatores que regulam o fluxo sanguíneo, renal e medular [30]. Quando os níveis de sódio no sangue aumentam ocorre o estimulo de sua excreção urinária e da sensação de sede para que haja aumento da ingestão hídrica [31,33].

Os seres humanos tem apresentado uma capacidade de sobreviver aos extremos da ingestão de cloreto de sódio (sal de cozinha), como dados que mostram populações Yanomamis do Brasil consumindo menos de 0,2 g [34,35] ao dia e opostamente em algumas regiões do Japão consumindo 8,7 g de sal em média ao dia podendo chegar a 23,5 g ao dia [36,37].

O maior efeito adverso da elevada ingestão de sódio é o aumento dos volumes de líquidos corporais. Na tentativa de equilibrar a osmolaridade dos fluídos corporais o organismo sinaliza a sede e a retenção hídrica na tentativa de equilibrar a concentração e excreção de sódio [32], com consequente aumento da pressão sanguínea por maior volume, aumento este reconhecidamente um fator de risco para doenças cardiovasculares e renais [13,14,27,38,39].

2.5 Recomendações de Sódio Dietético

Quanto as recomendações de ingestão de sódio, no último posicionamento do Colégio Americano de Cardiologia [2] apresentou que o ideal é ingerir menos de 1500 mg de sódio ao dia (3750 mg de cloreto de sódio), entretanto deve-se reduzir ao menos 1000 mg/dia da ingestão média para adultos. A Sétima Diretriz Brasileira de Hipertensão Arterial tem uma recomendação próxima sugerindo ingestão máxima de sódio ao dia de 2000 mg [9].

Fontes Alimentares

O sódio é consumido como cloreto de sódio (sal), bicarbonato de sódio e em alimentos processados sob várias formas como glutamato monossódico e aditivos alimentares (fosfato, citrato, nitrato, benzoato de sódio). A ingestão de sódio em diversos países está acima das recomendações propostas [30] e a contribuição dos alimentos na ingestão de sódio varia de acordo com cada país. Na alimentação europeia e na América do Norte, uma grande proporção do sódio ingerido provém da ingestão de produtos industrializados [40]. Em países como China e Brasil, o consumo de sódio é resultante principalmente da adição de sal de cozinha no preparo das refeições [40]. Entretanto, esses dados tendem a se igualar ou se aproximar com a globalização, ocidentalização e ingestão crescente de *fast-foods,* comidas processadas e ultra processadas na alimentação de países em desenvolvimento.

Amplamente encontrado nos alimentos, as principais fontes de sódio dentre os alimentos naturais (frescos) são o sal de cozinha, leite, carnes, frutos do mar, algas, ovos, vegetais como beterraba e cenoura. Já praticamente todo o produto processado e ultra processado apresenta em sua composição o sódio, em grande parte deles em altas concentrações, através do próprio sal, realçadores de sabor e aditivos alimentares. No entanto comumente os alimentos industrializados apresentam maiores teores de sódio que os frescos.

Por isso que, dentre os benefícios, prioriza-se recomendar uma dieta baseada nos alimentos *in natura* ou minimamente processados como base da alimentação saudável.

Tipos de sal

Com a globalização e também a necessidade de controle da ingestão de sódio de adição, para prevenção de patologias crônicas, diversos tipos de sal estão à disposição. São eles sal rosa do Himalaia, flor de sal, refinado, defumado, negro, marinho, entre outros. Apesar de todos possuírem sódio em sua composição, existem algumas diferenças de composição química entre eles, como a quantidade de sódio e de outros minerais, além de diferenças de textura e sabor. Abaixo apresenta-se a descrição resumida das principais características de cada sal [41,42]:

O sal de cozinha ou "refinado" é o mais utilizado na culinária. O iodo foi adicionado ao sal pela primeira vez em meados de 1920 para combater uma epidemia de hipertireoidismo e o bócio. O sal é processado para remover impurezas, o que reduz os teores de minerais, e por ter uma textura fina pode ser misturado de forma mais homogênea. O sal grosso evita o ressecamento dos alimentos por não ter passado pelo processo de refinamento e apresenta a mesma quantidade de sódio do sal de cozinha;

O sal líquido é obtido pela dissolução de sal de altíssima pureza e sem aditivos em água mineral. Com embalagem contendo 250 ml, trata-se do primeiro e único sal iodado do Brasil apresentado na forma líquida. Com sabor suave, o sal líquido pode ser usado em todos os alimentos, sem alterar suas características;

Já o sal light apresenta um reduzido teor de sódio com 50% de cloreto de sódio e 50% de cloreto de potássio. Geralmente é indicado para pessoas que têm restrição ao consumo de sódio. Entretanto, indivíduos com doenças renais não devem utilizá-lo, pois o aumento da ingestão de potássio pode causar um acúmulo do mineral no organismo, elevando o risco de complicações cardiovasculares. Como característica organoléptica apresenta um leve sabor residual metálico;

O sal marinho é raspado manualmente da superfície de lagos de evaporação.

Não é tão processado, preservando mais os sais minerais. Pode ser grosso, fino ou em flocos e dependendo da região que é retirado e da composição de minerais pode ser branco, rosa, preto, cinza ou de uma combinação de cores e composições minerais distintas;

O sal do Himalaia é encontrado aos "pés" do Himalaia, região que a milhões de anos foi banhada pelo mar. Possui mais de 80 minerais, tais como cálcio, magnésio, potássio, cobre e ferro. Por conta disso, os cristais ganham tom rosado e sabor suave;

Existem diferentes tipos de sais defumados. No entanto, os mais tradicionais e cobiçados são o franceses. O sal defumado francês é feito com cristais de flor de sal defumados lentamente em fumaça fria resultante da queima de ripas de barris de carvalho usados no envelhecimento de vinho Chardonnay. Já o sal defumado dinamarquês é feito segundo a tradição viking: após a evaporação da água do mar, o sal é secado em recipiente aberto sobre uma fogueira fumacenta, feita com galhos de madeiras aromáticas, como carvalho e cerejeira;

O sal do Havaí possui coloração rosa avermelhada por causa da presença de uma argila havaiana chamada Alaea, rica em dióxido de ferro;

O sal negro é um sal não refinado procedente da Índia. Por conta de compostos de enxofre presentes em sua composição, ele tem um forte sabor sulfuroso. Outro fator que chama a atenção é a cor cinza rosada, que evidencia sua origem vulcânica. Além de compostos sulfurosos, o sal negro é formado por cloreto de sódio, cloreto de potássio e ferro;

A flor de sal contém 10% mais sódio do que o sal refinado. Na elaboração são utilizados apenas os cristais retirados da camada superficial das salinas onde se formam os grãos translúcidos. Possui sabor mais intenso e textura crocante, sendo indicado acrescentar após a preparação do alimento;

O sal kosher é utilizado para preparar carnes kosher, por remover o sangue da carne rapidamente. Não dissolve tão rápido quanto o sal de cozinha e não é iodado;

A tabela abaixo mostra a quantidade de sódio presente nos diferentes tipos de sal.

Tabela 5 – Tipos de sal

Tipo de Sal	Mg de sódio por 1 g de sal
Flor de sal	450
Sal defumado	395
Sal do Havaí	390
Sal light	197
Sal líquido	110
Sal marinho	420
Sal negro	380
Sal refinado	400

Tipo de Sal	Mg de sódio por 1 g de sal
Sal rosa do himalaia	230

Fonte: Tesser, 2015 [41].

Referências

1. Brasil, Ministério da Saúde, Secretaria de Atenção à Saúde, Departamento de Atenção Básica. Estratégias para o cuidado da pessoa com doença crônica : o cuidado da pessoa tabagista. Ministério da Saúde. 2015. 154 p.
2. Whelton PK, Aronow WS, Casey DE, Collins K, Himmelfarb CD, DePalma S, et al. 2017 Guideline for the Prevention, Detection, Evaluation, and Management of High Blood Pressure in Adults Clinical Practice Guidelines. J Am Coll Cardiol. 2017;
3. Rezende FAC, Rosado LEFPL, Ribeiro R de CL, Vidigal F de C, Vasques ACJ, Bonard IS, et al. Body Mass Index and Waist Circumference: association with cardiovascular risk factors. Arq Bras Cardiol. 2006 Dec;87(6):728–34.
4. Salehi-Abargouei A, Maghsoudi Z, Shirani F, Azadbakht L. Effects of Dietary Approaches to Stop Hypertension (DASH)-style diet on fatal or nonfatal cardiovascular diseases—Incidence: A systematic review and meta-analysis on observational prospective studies. Nutrition. 2013 Apr;29(4):611–8.
5. Miranda R, Strufaldi M. Tratamento não medicamentosos: dieta DASH. In: Brandão A, Amoedo C, Fernando M, editors. Hipertensão. 2nd ed. RIo de Janeiro: Elsevier; 2012.
6. Houston M. The role of nutrition and nutraceutical supplements in the prevention and treatment of hypertension. Clin Pract. 2013;10(2):209–29.
7. NIH, Nhlbi, Hhs USD of, Natiomal Institutes of Health, Nhlbi, Hhs USD of, et al. Lowering your blood pressure with DASH. Blood. 2006. 1-64 p.
8. Sofi F, Abbate R, Gensini GF, Casini A. Accruing evidence on benefits of adherence to the Mediterranean diet on health: an updated systematic review and meta-analysis,. Am J Clin Nutr. 2010 Nov 1;92(5):1189–96.
9. Malachias M, Souza W, Plavnik F, Rodrigues C, Brandão A, Neves M, et al. 7ª Diretriz Brasileira de Hipertensão Arterial. Arq Bras Cardiol. 2016;107(3):1–83.
10. Liakos CI, Grassos CA, Babalis DK. 2013 ESH/ESC guidelines for the management of arterial hypertension: what has changed in daily clinical practice? High blood Press Cardiovasc Prev. 2015;22(1):43–53.
11. Leung AA, Nerenberg K, Daskalopoulou SS, Mcbrien K, Zarnke KB, Dasgupta K, et al. Hypertension Canada's 2016 canadian hypertension education program guidelines for blood pressure measurement, diagnosis, assessment of risk, prevention, and treatment of hypertension. Can J Cardiol. 2016;32:569–88.
12. Mancia G, Fagard R, Narkiewicz K, Redón J, Zanchetti A, Böhm M, et al. 2013 ESH/ESC Guidelines for the management of arterial hypertension. J Hypertens. 2013;31(7):1281–357.
13. Siervo M, Lara J, Chowdhury S, Ashor A, Oggioni C, Mathers JC. Effects

of the Dietary Approach to Stop Hypertension (DASH) diet on cardiovascular risk factors: a systematic review and meta-analysis. Br J Nutr. 2015 Jan 26;113(01):1–15.
14. Appel LJ, Moore TJ, Obarzanek E, Vollmer WM, Svetkey LP, Sacks FM, et al. A Clinical trial of the effects of dietary patterns on blood pressure. N Engl J Med. 1997 Apr 17;336(16):1117–24.
15. Ndanuko RN, Tapsell LC, Charlton KE, Neale EP, Batterham MJ. Dietary Patterns and Blood Pressure in Adults: a systematic review and meta-analysis of randomized controlled trials. Adv Nutr. 2016 Jan 1;7(1):76–89.
16. Saneei P, Salehi-Abargouei A, Esmaillzadeh A, Azadbakht L. Influence of Dietary Approaches to Stop Hypertension (DASH) diet on blood pressure: a systematic review and meta-analysis on randomized controlled trials. Nutr Metab Cardiovasc Dis. 2014 Dec;24(12):1253–61.
17. Castro RCB. O que é dieta DASH? [Internet]. 2010 [cited 2017 Oct 11]. Available from: http://www.nutritotal.com.br/mod/pergres/view.php?id=13559
18. Castro RCB. Há benefícios da dieta mediterrânea em doenças crônicas? [Internet]. Nutritiotal. 2011 [cited 2017 Nov 27]. p. 1. Available from: http://www.nutritotal.com.br/mod/pergres/view.php?id=13446
19. Liyanage T, Ninomiya T, Wang A, Neal B, Jun M, Wong MG, et al. Effects of the Mediterranean Diet on Cardiovascular Outcomes - a systematic review and meta-analysis. Wright JM, editor. PLoS One. 2016 Aug 10;11(8):e0159252.
20. American Heart Association. Mediterranean diet [Internet]. 2010 [cited 2017 Nov 27]. p. 1. Available from: http://www.heart.org/HEARTORG/HealthyLiving/HealthyEating/Nutrition/Mediterranean-Diet_UCM_306004_Article.jsp#.Whw-clWnHIU
21. Godos J, Zappalà G, Bernardini S, Giambini I, Bes-Rastrollo M, Martinez-Gonzalez M. Adherence to the Mediterranean diet is inversely associated with metabolic syndrome occurrence: a meta-analysis of observational studies. Int J Food Sci Nutr. 2017 Feb 17;68(2):138–48.
22. Nissensohn M, Román-Viñas B, Sánchez-Villegas A, Piscopo S, Serra-Majem L. The Effect of the Mediterranean Diet on Hypertension: a systematic review and meta-analysis. J Nutr Educ Behav. 2016 Jan;48(1):42–53.e1.
23. Gay HC, Rao SG, Vaccarino V, Ali MK. Effects of Different Dietary Interventions on Blood PressureNovelty and Significance. Hypertension. 2016 Apr;67(4):733–9.
24. Garcia M, Bihuniak J, Shook J, Kenny A, Kerstetter J, Huedo-Medina T. The Effect of the Traditional Mediterranean-Style Diet on Metabolic Risk Factors: a meta-analysis. Nutrients. 2016 Mar 15;8(3):168.
25. Sofi F, Cesari F, Abbate R, Gensini GF, Casini A. Adherence to mediterranean diet and health status: meta-analysis. Bmj. 2008 Sep 11;337(7671):673–5.
26. Sofi F, Macchi C, Abbate R, Gensini GF, Casini A. Mediterranean diet and

health status: an updated meta-analysis and a proposal for a literature-based adherence score. Public Health Nutr. 2014 Dec 29;17(12):2769–82.
27. Domenech M, Roman P, Lapetra J, Garcia de la Corte FJ, Sala-Vila A, de la Torre R, et al. Mediterranean diet reduces 24-hour ambulatory blood pressure, blood glucose, and lipids: one-year randomized, clinical trial. Hypertension. 2014;64(1):69–76.
28. Brasil., Ministério da Saúde., Secretaria de Atenção à Saúde. Departamento de Atenção Básica. Guia Alimentar para a População Brasileira [Internet]. Brasilia: Ministerio da Saúde; 2016 [cited 2017 Dec 6]. Available from: www.saude.gov.br/bvs
29. Peixoto EMA. Sódio. Química Nov na Esc [Internet]. 1999 [cited 2017 Dec 5];10:1999. Available from: http://qnesc.sbq.org.br/online/qnesc10/elemento.pdf
30. Cozzolino SMF. Biodisponibilidade de Nutrientes. 4th ed. Barueri: Editora Manole; 2012.
31. Souza MHL, Elias DO. Fisiologia da Água e dos Eletrólitos [Internet]. 2006 [cited 2017 Dec 5]. p. 139–47. Available from: http://www.cienciamao.usp.br/dados/lcn/_estudodomeiovisitaaumada.arquivopdf.pdf
32. Aires MM. Fisiologia - Margarida de Melo Aires. quarta edi. Rio de Janeiro: Guanabara Koogan; 2012. 1353 p.
33. Stivanin SCB. Desequilíbrio eletrolítico: sódio, potássio e cloro. Programa de Pós-Graduação em Ciências Veterinárias Universidade Federal do Rio Grande do Sul. 2014. p. 1–10.
34. Mancilha-Carvalho J de J, Souza e Silva NA. The Yanomami Indians in the INTERSALT Study. Arq Bras Cardiol. 2003 Mar;80(3):289–300.
35. Oliver WJ, Cohen EL, Neel J V. Blood pressure, sodium intake, and sodium related hormones in the Yanomamo Indians, a "no-salt" culture. Circulation. 1975 Jul;52(1):146–51.
36. Roos JC, Koomans HA, Dorhout Mees EJ, Delawi IM. Renal sodium handling in normal humans subjected to low, normal, and extremely high sodium supplies. Am J Physiol Ren Fluid Electrolyte Physiol. 1985 Dec;249(6):941–7.
37. Miura K, Okuda N, Turin TC, Takashima N, Nakagawa H, Nakamura K, et al. Dietary salt intake and blood pressure in a representative Japanese population: baseline analyses of NIPPON DATA80. J Epidemiol. 2010;20 Suppl 3(Suppl 3):S524-30.
38. Miller ER, Erlinger TP, Appel LJ. The effects of macronutrients on blood pressure and lipids: an overview of the DASH and OmniHeart trials. Vol. 1, Current Cardiovascular Risk Reports. 2007. p. 46–51.
39. Graudal NA, Hubeck-Graudal T, Jurgens G. Effects of low sodium diet versus high sodium diet on blood pressure, renin, aldosterone, catecholamines, cholesterol, and triglyceride. Cochrane Database Syst Rev. 2017 Apr

9;4:CD004022.
40. Brown IJ, Tzoulaki I, Candeias V, Elliott P. Salt intakes around the world: implications for public health. Int J Epidemiol. 2009 Jun 1;38(3):791–813.
41. Tesser A. Qual a diferença entre os tipos de sal? [Internet]. 2015 [cited 2017 Dec 6]. Available from: http://www.nutritotal.com.br/mod/pergres/view.php?id=18437
42. Asbran - Entenda os diferentes tipos de sal e reduza o consumo [Internet]. [cited 2017 Dec 6]. Available from: http://www.asbran.org.br/noticias.php?dsid=1210

NUTRACÊUTICOS PARA O CONTROLE DE PRESSÃO ARTERIAL

Há um grande número de estudos que têm investigado o possível efeito redutor da PA através do uso de diferentes Nutracêuticos e Alimentos Funcionais, a maioria dos quais são agentes antioxidantes com uma alta tolerabilidade e segurança [1].

Por definição, o termo 'Nutracêutico' indica alimentos ou partes de alimentos que fornecem alguns benefícios médicos ou de saúde [2]. Já Alimentos Funcionais são "alimentos semelhantes em aparência ao alimento convencional, consumido como parte da dieta usual, capaz de produzir efeitos metabólicos ou fisiológicos demonstráveis, úteis na manutenção de uma boa saúde física e mental, podendo auxiliar na redução do risco de doenças crônicas não transmissíveis, além de suas funções nutricionais básicas" [3].

Em se tratando de nutrição, as inadequações dietéticas tem importantes implicações no desenvolvimento da HAS [4] levando às deficiências de macronutrientes e micronutrientes sendo muito comuns na população em geral e podendo ser ainda mais comum em pacientes com hipertensão e doenças cardiovasculares [5]. Esses déficits dietéticos e nutricionais, quando se sobrepõem as taxas crescentes de obesidade e comportamentos de risco para saúde, constituem potentes fatores de risco para a HAS [6,7].

Por isso correções nutricionais devem ser estimuladas, salienta-se ainda que quando se trata de patologias o padrão de ingestão diária média recomendada (RDA) pode subestimar as necessidades nutricionais e com isso uso de nutracêuticos associado a uma adequada alimentação pode ser um caminho a ser seguido na prevenção e cuidados da HAS.

Existem várias revisões abrangentes que listam dúzias de nutracêuticos com potenciais propriedades anti-hipertensivas [1,2,4,8–10]. Ainda assim, se reconhece que muitos dos estudos são observacionais ou ensaios clínicos agudos ou subagudos, tornando a área inconclusa em muitos aspectos. Dentro desta linha de pesquisa há um campo aberto ainda a ser desbravado com mais estudos sendo necessários para determinar com precisão o custo-benefício e o risco-eficácia e abordar várias questões-chave importantes para prática clínica isto inclui como efetivamente integrar o uso de nutracêuticos as estratégias convencionais de redução da pressão sanguínea. Por isso será apresentado pelo autor as evidências de nutracêuticos selecionados que tenham gerado interesse e publicações significativas nos últimos anos.

E sem dúvida, com o crescente interesse no uso de nutracêuticos no gerenciamento da hipertensão, será fundamental que os profissionais estejam preparados para participar desse diálogo e por isso o objetivo deste capítulo será de fornecer evidências disponíveis que apoiem o uso de alguns suplementos com atividade conhecida de redução da PA na prática clínica.

3.1 Formadores do óxido nítrico

Este grupo de nutracêuticos competem as substâncias com potencial de fornecer substrato para a produção de óxido nítrico (NO). Este elemento dentro da fisiologia cardiovascular é um vasodilatador liberado por células endoteliais saudáveis (figura 3). De acordo com HALL et al (2011, p 206, cap. 17):

"O NO é o mais importante dos fatores de relaxamento derivados do endotélio vascular. Ele é um gás lipofílico, liberado por células endoteliais em resposta a uma variedade de estímulos químicos e físicos. As enzimas óxido nítrico-sintetases (NOS) das células endoteliais sintetizam NO a partir da arginina e oxigênio, e pela redução de nitratos inorgânicos. Depois da difusão para fora da célula endotelial, ele tem uma meia-vida no sangue de cerca de 6 segundos e age principalmente nos tecidos locais onde é liberado. O NO ativa guanilato-ciclases solúveis nas células vasculares do músculo liso, resultando na conversão de guanosina trifosfato cíclica solúvel em guanosina monofosfato cíclica e ativação da proteino-cinase dependente de guanosinamonofostato (GMP), com ações intensas que causam relaxamento dos vasos sanguíneos."

Competem ao grupo de substratos ao NO, principalmente, a arginina, citrulina, nitritos e nitratos provenientes de fontes alimentares.

3.2 L-arginina

A arginina (ácido L-amino-5-guanidino-valérico) é um aminoácido alcalino, estável em soluções aquosas e à esterilização [11,12]. Possui quatro átomos de nitrogênio por molécula. Devido a essa característica estrutural é o principal carreador de nitrogênio em humanos e animais, apresentando importante função na síntese proteica e no metabolismo intermediário de nitrogênio ao participar do ciclo da ureia [13].

Figura 3 – Enzimas óxido nítrico sintetases (eNOS) do endotélio vascular produzem NO a partir de arginina e oxigênio em condições de normoxia, já quando há hipóxia os substratos mais utilizados são os nitritos e nitratos. O NO ativa a guanilato ciclase solúvel nas células vasculares do músculo liso, resultando na conversão da guanosina trifosfato cíclica (cGTP) em guanosina monofosfato cíclica (cGMP) que por fim causa relaxamento dos vasos sanguíneos.

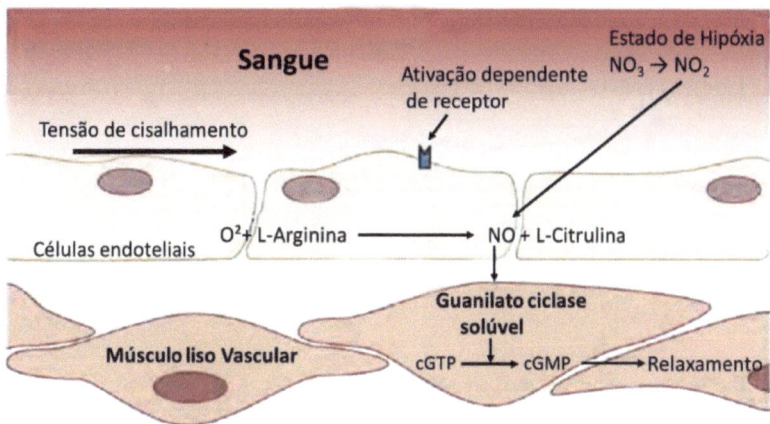

Fonte: Adaptado de Hall et al, 2017 [14].

É precursora da síntese de moléculas com grande importância biológica como ornitina, poliaminas, creatina, agmatina, glutamina e prolina, dentre outras, além da molécula em estudo NO [11,15]. Tradicionalmente é considerada não essencial para adultos e crianças, devido à capacidade do organismo em sintetizá-la [16]. No entanto, em certas condições clínicas como após trauma grave e sepse há aumento do consumo. Esse excede a capacidade de produção corporal levando à depleção da arginina, que nestes casos é ainda agravada pela reduzida ingestão do nutriente. Desta forma, é classificada como sendo aminoácido condicionalmente essencial [17]. Nessas situações, a arginina possui importante papel na manutenção da resposta imunológica, processos inflamatórios, síntese de colágeno na cicatrização de feridas e outras adaptações fisiopatológicas [12].

Metabolismo

Os níveis plasmáticos de arginina são mantidos a partir de fontes exógenas (dieta) e endógenas (degradação proteica corporal e síntese endógena pela citrulina). A síntese endógena de arginina varia de acordo com a espécie, estado nutricional e estágio de desenvolvimento [18]. Em média, um adulto ingere cerca de quatro a seis gramas de L-arginina por dia a partir de fontes alimentares como oleaginosas, leite e derivados, frutos do mar, cereais, melancia, soja e ervilha [19]

O metabolismo da arginina é complexo e envolve diversas vias e sistemas orgânicos. Em adultos, 40% da arginina ingerida é degradada pelo intestino delgado, na primeira etapa do metabolismo, em citrulina [11]. Esta é convertida, de novo, em L-arginina, nos rins e, então, liberada para a corrente sanguínea, que a faz chegar ao fígado, onde é metabolizada pela arginase I, enzima do ciclo da ureia (metabolismo entero-hepático). O resultado é a ornitina que gerará poliaminas (importantes como estímulo trófico e proliferação celular) e também prolina (fundamental na síntese de colágeno e na cicatrização). Por outro lado, a arginase tipo II, presente nas mitocôndrias, em geral, em tecidos extra-hepáticos metaboliza a arginina no lúmen intestinal [19]. A L-arginina também é utilizada na síntese de creatina convertida em creatina fosfato, fundamental para o estoque muscular [14] (figura 4).

Síntese endógena

O fracionamento de proteínas corporais e dietéticas gera arginina (figura 5), que pode então seguir duas vias: ciclo da ureia ou degradação intestinal [20]. A arginina pode ser diretamente sintetizada no tecido hepático a partir do ciclo da ureia, entretanto devido à alta atividade da enzima arginase, a arginina produzida será rapidamente hidrolisada em ureia e ornitina, não havendo, deste modo, síntese líquida do aminoácido [12].

A outra via de emprego da arginina consiste na modificação que é dependente do metabolismo intestinal. A arginina produzida da degradação de proteínas corporais é transformada no epitélio intestinal em citrulina, sintetizada a partir do glutamato, glutamina e ornitina em processo que ocorre nas mitocôndrias dos enterócitos e é dependente das enzimas ornitina aminotranferase e ornitina transcarbamilase [15].

A citrulina circulante, proveniente dos enterócitos é então captada pelos rins e convertida em arginina em processo mediado pelas enzimas argininosuccinato sintase (ASS) e argininosuccinato liase (ASL), que contribui para aproximadamente 10% do fluxo plasmático de arginina. Desta forma, a síntese endógena em adultos envolve principalmente o eixo intestino-rins [21].

É importante ressaltar que além da síntese renal, a citrulina é rapidamente convertida em arginina em quase todas as células, incluindo adipócitos, células endoteliais, enterócitos, macrófagos, neurônios e miócitos. Estudos com macrófagos e células endoteliais demonstraram que a citrulina é transportada para o interior celular pelo sistema "N", seletivo para aminoácidos com cadeia lateral contendo um grupo amino. Dentro das células, a conversão de citrulina em arginina via argininossuccinato sintase e liase é a única via para a utilização de citrulina [22].

Figura 4 - Compartimentos do metabolismo da arginina em seres humanos saudáveis

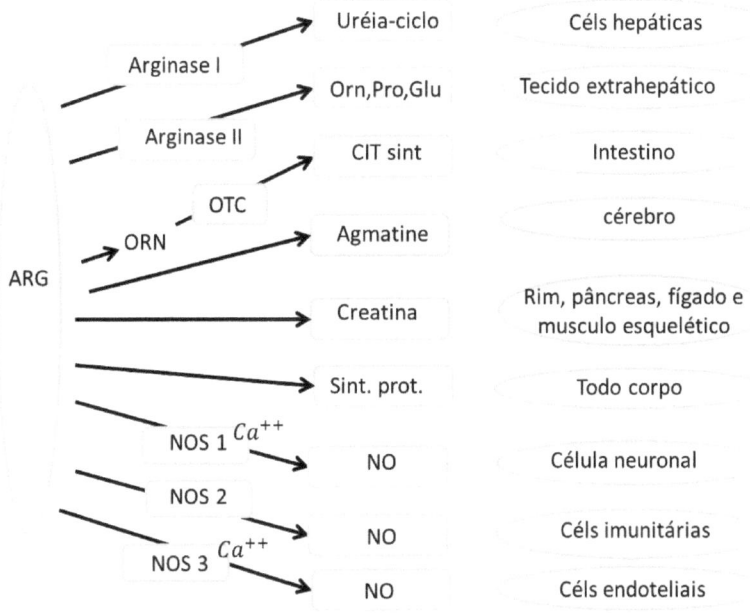

ARG, arginina; Ca, cálcio; CIT, citrulina; GLU, glutamato; NO, óxido nítrico; NOS, óxido nítrico sintase; ORN, ornitina; OTC, ornitina transcarbamilase; PRO, prolina.
Fonte: adaptado de Luiking, 2012 [19].

Absorção

A absorção da arginina ocorre no jejuno e íleo a partir de componentes saturáveis e não saturáveis, no cólon, a absorção é reduzida [12]. Uma vez no interior celular, existem múltiplas vias de degradação da arginina nas quais importantes produtos biológicos são formados. Existem, contudo, duas vias de degradação direta. A primeira é mediada pela arginase, liberando ornitina e ureia, enquanto a outra é catalisada pela enzima NOS e tem como produto o óxido nítrico [22].

Figura 5 - Caminhos metabólicos da arginina em seres humanos saudáveis.

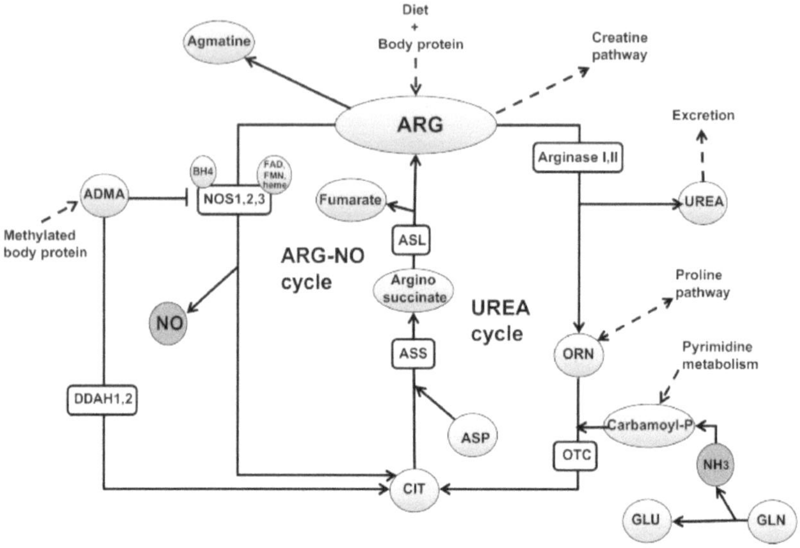

ADMA, dimetilarginina assimétrica; ARG, arginina; ASL, argininosuccinato-liasa; ASP, aspartato; ASS, argininosuccinato sintase; BH4, tetrahidrobiopterina; CIT, citrulina; DDAH, dimetilaminohidrolase; FAD, dinucleótido de flavina adenina; FMN, mononucleótido de flavina; GLN, glutamina; GLU, glutamato; L - NMMA, N^{G-} metil- L -arginina; ORN, ornitina.
Fonte: adaptado de Luiking, 2012 [19].

Mecanismos fisiológicos, efetividade e segurança

Um processo importante que deve ser considerado em relação a PA é a síntese de NO. Este desempenha um importante papel no aumento do fluxo sanguíneo, vasodilatação [23] e perfusão sanguínea [24], podendo ser produzido no organismo dos mamíferos ou ainda, através de substratos endógenos como a L-Arginina e L-Citrulina [25]. Estudos demonstram que durante o processo de envelhecimento há uma diminuição da produção de NO e do aminoácido L-arginina [24,26], e que esta diminuição apresenta relação intrínseca com o aparecimento de fatores de risco cardiovascular [27,28] e intolerância ao exercício físico [29]. Tendo em vista a importância do NO como vasodilatador, diversas terapias farmacológicas e nutricionais relacionadas ao mesmo emergiram nos últimos anos [30].

Uma vez que a L-Arginina é o principal substrato endógeno relacionado à síntese de NO [31], a suplementação desse aminoácido pode desempenhar papel vasodilatador importante, maximizando o efeito hipotensivo pós-exercício já conhecido, se configurando em mais uma importante ferramenta para o tratamento e prevenção da hipertensão arterial.

Dentre tantas funções o NO é um mediador onipresente formado por uma família de enzimas denominadas NO *sintases*. No cérebro, age como um neurotransmissor; no sistema imunológico atua como mediador da defesa do hospedeiro; e no sistema cardiovascular medeia os efeitos protetores do endotélio intacto, atuando como vasodilatador e molécula antiaterogênica endógena [32].

Em vários ensaios clínicos controlados, a administração a médio/ longo prazo de L-arginina demonstrou melhorar os sintomas de doenças cardiovasculares. Corroborando tal fato, já foi demonstrado que o consumo da mesma pode diminuir a pressão arterial por meio do aumento compensatório na frequência cardíaca [20]. Ainda a sua suplementação crônica oral pode reduzir os fatores de risco de doença cardiovascular. Já foi demonstrado que quatro semanas de suplementação oral de L-arginina promoveu melhora no quadro de angina, reduziu a pressão arterial sistólica, aumentou o fluxo sanguíneo máximo do antebraço e melhorou a qualidade de vida em pacientes hipertensos [33]. O consumo de L-arginina também pode inibir a agregação plaquetária, otimizar agudamente as respostas vasodilatadoras endoteliais, reduzir a adesão dos macrófagos ao endotélio e prevenir a aterosclerose [34]. Além disso, sua ingestão pode melhorar a vasodilatação endotelial em portadores de hipercolesterolemia [20]. Também, a sua suplementação crônica promove melhora da sensibilidade à insulina e a função endotelial em indivíduos não obesos e portadores de diabetes tipo 2 [35]. É pressuposto que a suplementação de L-arginina melhore a sensibilidade à insulina, pelo menos em parte, pelo aumento da biogênese mitocondrial do músculo esquelético uma vez que diabéticos tipo 2 apresentam o volume mitocondrial reduzido no músculo esquelético [36].

No entanto, em alguns ensaios a L-arginina não apresentou benefícios [37]. Recentemente ficou claro que os níveis endógenos de dimetilarginina assimétrica (ADMA), um inibidor competitivo do metabolismo deste aminoácido pela NO sintase, podem determinar a resposta de um sujeito à sua suplementação [38]. A L-arginina parece não exercer efeito em indivíduos com altos níveis de ADMA, enquanto que em indivíduos com baixos níveis de ADMA, ela restaura a relação L-arginina / ADMA para níveis normais e, assim, normaliza a função endotelial.

Os efeitos da suplementação L-arginina na fisiologia humana pode ser multicausal e relacionada à dose. Estudos metanalíticos mostram ensaios clínicos utilizando doses heterogêneas apresentando ou não respostas hipotensoras, por exemplo na literatura é encontrado uma faixa de suplementação com doses de 4, 9 e até 24 g/ d [39–41]. Já uma avaliação de risco para ingestão de aminoácidos sugere-se que deve evitar ingestão de doses superiores a 20 g/ d de L-arginina em indivíduos saudáveis [42]. As doses de 3-8 g/ d parecem ser seguras e não causar efeitos farmacológicos de risco em seres humanos [11].

Seguindo a ideia de aproveitamento dos efeitos nutracêuticos associado ao exercício físico, pode-se pensar em utilizar a suplementação de L-arginina pré-exercício com a possibilidade de potencializar o efeito hipotensor pós exercício físico.

Fontes alimentares

As quantidades relativas de L-arginina em várias proteínas variam de 3% a 15% [43]. A proteína da soja, o amendoim, as nozes e os peixes são relativamente ricos em L-arginina, com ~ 7% dos aminoácidos sendo L-arginina em peixes e ~ 15% em nozes [44], também os carne, soja e leite são boas fontes. Em contraste, a maioria dos cereais são fontes de proteínas que são comparativamente desprovidas de L-arginina, com apenas 3-4% do seu baixo teor de proteína sendo L–arginina [44]. Portanto, diferentes hábitos alimentares entre as populações podem explicar as diferenças nos níveis plasmáticos de L-arginina em várias partes do mundo.

As oleaginosas apresentam em média 2,7 g de L-arginina por 100 g [45] do alimento, porém deve-se ter cuidado por ser um alimentos extremamente calórico e seu consumo recomendado como 1 porção fica em torno de 30 g. Por isso soja, ovos, carnes, e frutos do mar são opções para boa ingestão de arginina. Entretanto uma ótima fonte vem através de suplementação de proteína de soja isolada ou concentrada, que pode ser introduzida em preparações ou *shakes* na alimentação.

A suplementação de L-arginina ainda parece ser é a forma mais efetiva de aquisição deste aminoácido por ingestão, podendo ser encontrado em suplementos nutricionais ricos em arginina como proteína do soro do leite, proteína isolada/concentrada de soja e outros suplementos comerciais com enfoque na arginina, manipulações prescritas pelo profissional nutricionista ou médico em sua forma pura L-arginina ou associada a outros nutrientes. Segue abaixo a Tabela 6 com as principais fontes alimentares de arginina por 100 g do alimento.

Tabela 6 - Fontes alimentares de Arginina g em 100 g do alimento

Alimento	g/ 100 g
Proteína isolada de soja	6.67
Semente de abobora, seco	5.35
Ovo, clara	4.92
Proteína concentrada de soja	4.64
Alga-marinha, spirulina, seca	4.15
Tremoço	3.88
Bacalhau, oceano atlântico, seco e salgado	3.76

Alimento	g/ 100 g
Nozes	3.62
Semente de gergelim	3.25
Ovo, galinha, inteiro	3.09
Amendoim, todos os tipos, cru	3.09
Pasta de gergelim (Tahine)	2.68
Semente de gergelim, inteiro, seco	2.63
Amêndoa, sem pele	2.48
Semente de girassol, seco	2.4
Bacon	2.4
Ovo, galinha, gema	2.34
Lagosta, várias espécies, cozida	2.3
Peru moído, sem gordura, grelhado	2.3
Camarão, várias espécies, cozido	2.25
Avelã, torrada, sem sal	2.22
Ervilha, seca, semente madura, cru	2.19
Polvo, comum, cozido	2.18
Fermento, levedura, ativo seco	2.03
Galinha, carne branca	1.99
Porco, fresco, carré, lombo	1.89
Germe de trigo, cru	1.87
Carne de boi, curada, carne seca, embalada	1.86
Grão-de-bico, semente madura, cru	1.82
Atum, fresco, barbatana azul, assado	1.79
Atum, lata em óleo, solido drenado	1.74
Castanha-de-caju, torrada, sem sal	1.74
Carne de boi, fígado, frito	1.58

Fonte: Tabela de Composição Química dos Alimentos – Tabnut, 2018. [46]

Resumo:

- L-arginina é um aminoácido condicionalmente essencial;
- É o principal nutriente precursor de NO, para efeito vasodilatador;
- Também é substrato de vários outros componentes do corpo humano como ornitina, poliaminas, creatina, agmatina, glutamina e prolina, dentre outros;
- No processo de absorção 40% da L-arginina já é metabolizada a nível enterocitário
- Alguns indivíduos parecem ser não responsivos a sua suplementação
- As principais fontes alimentares são a proteína de soja, ovo, oleaginosas, carnes e frutos do mar;
- Recomenda-se dose seguras para adultos de uso variando entre 3 a 8 g/d
- Evita-se ultrapassar uma dose de 20 g/d sendo considerada não segura para uso humano.

3.3 L-citrulina

L-citrulina (ácido 2-amino-5-carbamoilamino-pentanoico) é um aminoácido não essencial natural um intermediário no ciclo da ureia (figura 6) e condicionalmente essencial na patologia intestinal, porém não sintetizado via DNA humano. É um potente eliminador de radicais hidroxílicos e um precursor muito mais eficaz de arginina e NO do que a própria arginina tão explorada em terapêutica [47].

Citrulina é um aminoácido neutro que foi identificado pela primeira vez na década de 1930, isolado e nomeado por causa da melancia, *Citrullus vulgaris* [48]. Embora a melancia seja excepcionalmente rica em citrulina, muito pouca citrulina está contida em uma dieta normal. O leite humano, as fórmulas infantis e as soluções nutricionais parenterais contêm mínima ou nenhuma citrulina; nos mamíferos, a L-citrulina é formada a partir de ornitina e carbamoil-fosfato pelas enzimas mitocondriais do ciclo da ureia no fígado e intestino proximal [49]. A produção nos enterócitos são a principal fonte de L-citrulina fornecida por via endógena, porque a L-citrulina produzida no fígado é utilizada no próprio órgão como intermediário do ciclo da ureia [48]. Depois de ter sido produzido e liberado na circulação por enterócitos, a L-citrulina enterocitária passa pelo fígado sem metabolismo importante. Uma parte da L-citrulina circulante é absorvida e metabolizada em L-arginina por células nos túbulos proximais do rim; portanto, uma parcela significativa da L-citrulina produzida pelos enterócitos atinge a circulação sistêmica como L-arginina [50]. A L-citrulina oral mostrou ter alta biodisponibilidade, os humanos tratados com L-citrulina oral conseguem elevações na L-citrulina circulante com perda urinária mínima [51].

Este aminoácido atraiu relativamente pouco interesse inicial até recentemente porque é um aminoácido que não constitui proteínas sendo considerado apenas como um metabolito intermediário em ureagênese [48]. No entanto, na última década, o interesse pela citrulina aumentou substancialmente devido à sua grandeza para metabolismos específicos. Uma vez que a citrulina é quase exclusivamente sintetizada pelo intestino pela transformação de L-arginina, prolina e glutamina [52], a citrulina plasmática tem sido identificado como biomarcador da massa funcional de enterócitos do intestino delgado [53] (marcador de saúde intestinal). Além disso, como o rim é o principal órgão que metaboliza citrulina em arginina, doenças renais estão associadas a um comprometimento do metabolismo da citrulina; o aumento da citrulina no plasma foi relatada como um potencial marcador de função renal [54]. Esses recursos destacam o papel principal do intestino e dos rins na produção e disponibilidade de citrulina respectivamente.

Figura 6 - Representação esquemática do Ciclo da Ureia e seu metabolismo conectado

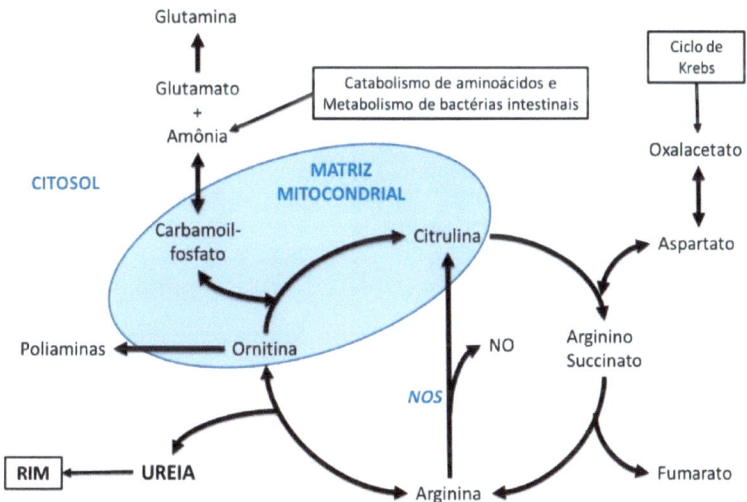

O ciclo da ureia está associado à via de citrulina + NO
Fonte: Adaptado de Hansmannel et al, 2010[55]

Como é um precursor da arginina, a citrulina também está sendo investigada como um suplemento para melhorar a síntese de arginina no organismo [21]. Além disso, a arginina pode ser reciclada da citrulina em algumas células e isto é de grande importância no chamado ciclo do NO. Consequentemente a citrulina pode atuar como um precursor de arginina para síntese de NO [12] e desempenha um papel importante no metabolismo e na regulação do NO [56]. Portanto, sua administração pode constituir uma estratégia terapêutica para controlar distúrbios do metabolismo do NO e melhorar a função vascular nas doenças. A suplementação de citrulina deve ser considerada para uso em todas as circunstâncias ou estados de doença em que a arginina tem efeitos benéficos e / ou onde a suplementação de arginina pode ser considerado prejudicial [57].

Citrulina exibe um metabolismo altamente específico. Ela ignora a extração esplâncnica (não é usado pelo intestino nem absorvido pelo fígado) e, assim, a administração de citrulina pode ser utilizada para fornecer nitrogênio, disponibilizando-a para a homeostase proteica em tecido periférico e como precursor de arginina em processo de conversão renal, em células endoteliais e imunes [21]. Por isso a citrulina oral pode ser utilizada como método para administrar arginina a circulação sistêmica ou como agente anabólico de proteína em situações clínicas específicas [58].

Metabolismo

A importância da citrulina na homeostase de nitrogênio foi demonstrada já há quase 40 anos, quando Windmueller e Spaeth [59] mostraram que ela é liberada pela intestino. A citrulina circulante vem principalmente da síntese endógena pelo metabolismo intestinal da arginina e da glutamina, mas ainda existe controvérsia [52,60] sobre o qual destes dois aminoácidos é o principal precursor. Nos enterócitos, uma fração de arginina dietética (aproximadamente 40%) [61] é metabolizada pela arginase em ornitina e uma fração da glutamina (27,6% da glutamina metabolizada) da dieta é catabolizada pela glutaminase e ornitina aminotransferase (OAT) em ornitina [21]. A ornitina produzida a partir destes dois aminoácidos é metabolizado em L-citrulina [12,21]. Ornitina, retirada da circulação sanguínea, pode também ser um precursor direto de citrulina, especialmente quando a disponibilidade de arginina é baixa [60] (fig. 7). Além disso, a prolina também pode ser uma precursora da citrulina no intestino delgado em enterócitos de porcos pós-natais [62]. Este último foi confirmado em seres humanos, em neonatos prematuros e adultos saudáveis [63]. A prolina é metabolizado em ornitina pela prolina oxidase [64].

Uma vez que citrulina é sintetizada a partir de ornitina por enterócitos, esta última é lançada na veia porta onde não é absorvida pelo fígado, mas é amplamente absorvida pelos rins [59], sendo este o principal consumidor de citrulina circulante. O rim absorve cerca de 1,5 g de citrulina por dia a partir do sangue [65] e aproximadamente 83% da citrulina liberada pelo intestino é metabolizada no rim, o que representa 35% da citrulina circulante [66], já 75% da citrulina extraída do sangue é convertida em arginina e a citrulina convertida pelo rim é suficiente para sustentar as necessidades de arginina do corpo inteiro [64].

Visto que no rim, quase que em sua totalidade a L-citrulina é metabolizada para fornecer arginina este caminho é uma importante fonte endógena de arginina [21].

Mecanismos fisiológicos, efetividade e segurança

A suplementação oral de L-citrulina tem sido utilizada para a melhora da vasodilatação do endotélio vascular mediado por NO [38]. Já o tratamento com L-arginina é dificultado pela metabolização pré-sistêmica devido à atividade da arginase intestinal, em contraste, L-citrulina é facilmente absorvida e, pelo menos em boa parte, convertida em L-arginina [21]. A administração oral de L-citrulina aumenta eficientemente as concentrações plasmáticas da L-arginina em humanos saudáveis. Foi demonstrado que após 1 semana de suplementação oral com L-citrulina 750 mg, duas vezes ao dia, aumentou seus níveis circulantes e junto L-arginina plasmática [38]. A suplementação oral de L-citrulina é, pelo menos, tão ou mais eficiente na melhoria das concentrações plasmática de arginina que a administração oral de L-arginina.

Figura 7 - Metabolismo interorganizado da arginina-ornitina-citrulina

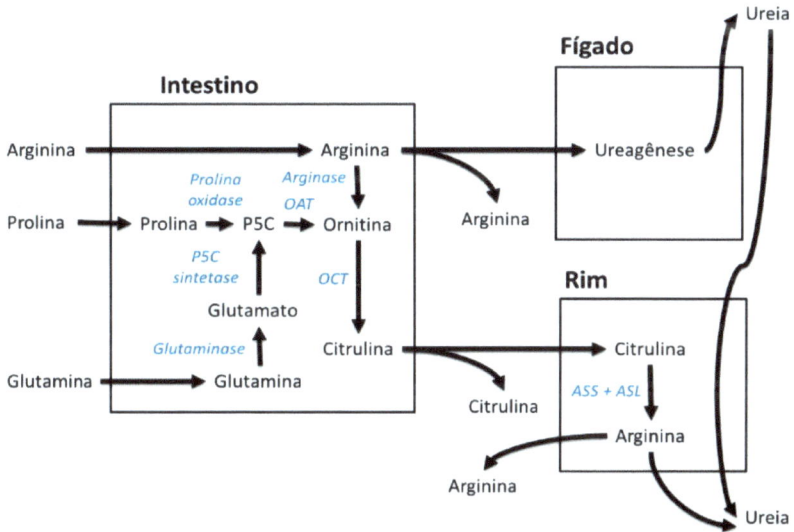

ASL argininosuccinate; ASS argininosuccinate synthetase; OAT ornitina aminotransferase; OCT ornitina carbamoiltransferase; P5C L-A1-Pirrolina-5-carboxilato.
Fonte: Adaptado de Breuillard, 2015 [58].

A suplementação oral com esses dois aminoácidos, tem sido utilizada em uma variedade de condições clínicas, incluindo hipercolesterolemia, doença arterial coronariana, insuficiência cardíaca congestiva doença arterial periférica, doença falciforme e em idosos humanos [34,35,37,67–69], na tentativa de melhorar a função vascular mediada pelo NO.

A citrulina é bem tolerada e aumenta a arginina circulante plasmática mais do que suplementar arginina em si, apresenta raros efeitos colaterais sem induzir distúrbios gastrointestinais com uso de doses elevadas (até 15 g) [70]. É surpreendente porque um bolus (10 g) de aminoácidos, como arginina ou ornitina, geralmente causa diarreia osmótica devido a saturação rápida da absorção intestinal destes aminoácidos [71]. Essa diferença sugere que a absorção intestinal de citrulina não é um passo limitante, mesmo com uso de altas doses de suplementação (ou seja, superior a 10 g).

Em repouso, a L-citrulina reduz a PA em adultos de meia-idade que possuem pressão arterial elevada e / ou rigidez arterial [72,73], atenua a PA em homens jovens e saudáveis [74] e em idosos hipertensos [75].

Ensaio clínico utilizando 6 g de L-citrulina reduziu a PA sistólica e diastólica em indivíduos pré-hipertensos e hipertensos sem alterar a modulação autonômica destes indivíduos [76]. Já outro estudo analisou a dose ideal e tolerância testando doses de 2, 5, 10 e 15 g, os parâmetros farmacocinéticos sugerem que a saturação começa a ocorrer em uma carga de 15 g, e, portanto, uma dose de 10 g ou menos deve ser a mais adequada para uso na prática clínica. [70].

Fontes alimentares

A principal fonte alimentar de citrulina é a melancia. No mais, ela se mantem por fontes endógenas como metabólito da reação da NO *sintase*. A melancia apresenta quantidades substanciais, com um teor médio de 2,1 mg / g de peso fresco da fruta, sendo as variedades com polpas amarelas e alaranjadas com maiores teores que as vermelhas [77], porém no Brasil o fruto de polpa vermelha é encontrado primordialmente. Em outro estudo de diferentes cultivares financiado pela Associação Americana da Melancia e Conselho de Promoção Nacional da Melancia encontrou média de 2,4 mg / g de citrulina na melancia fresca tendo uma variação grande entre frutos de 0,5 a 3,6 mg / g do fruto fresco [78].

Por isso utilizando o teor médio uma dose através do suco de melancia para prática clínica deve ser de ao menos 500 ml de suco puro para alcançar 1 g de citrulina suplementar. Atentando que esta quantidade de suco também fornece 40 g de carboidrato [44] como principal nutriente, apresentando-se portanto com uma opção nutricional pré-exercício físico. Além de micronutrientes como 40 mg de cálcio e 50 mg de magnésio [44] fundamentais na contração muscular, produção energética e como cofator da produção renal de citrulina.

Resumo:

- L-citrulina é um aminoácido não essencial natural um intermediário no ciclo da ureia sendo importante fonte de nitrogênio para o organismo;
- Sintetizado via precursores, arginina, prolina e glutamina;
- É um nutriente poupador de L-arginina diretamente envolvida na síntese de NO, para efeito vasodilatador do endotélio vascular;
- O rim é o principal consumidor desse aminoácido que o utiliza principalmente para resíntese de arginina;
- Não há um consenso sobre a dose ideal, mas os estudo variam entre 750 mg duas vezes ao dia até 10 g em *bolus* como doses resposta de aumento circulante e até redução da PA em repouso;
- Não apresenta efeitos colaterais digestivos com ingestão de altas doses, porém estudos mostram que o platô farmacocinético não deve ultrapassar 15 g por dose;
- A principal fonte alimentar é a melancia e para alcançar 1 g de citrulina é necessário pelo menos 500 ml de suco de melancia puro;

3.4 Nitratos e nitritos

O nitrogênio é um componente chave do DNA, RNA e proteínas, o que torna essencial para todos os organismos vivos, aproximadamente 3,1% do peso corporal é de átomos de nitrogênio; na forma de gás nitrogênio (N_2), é o elemento mais abundante na atmosfera e, portanto, o maior grupo de nitrogênio na Terra; no entanto, o nitrogênio atmosférico não seria de uso biológico, senão através do ciclo do nitrogênio [79].

Como um primeiro passo neste ciclo, o nitrogênio atmosférico sofre fixação, um processo em que o gás nitrogênio é convertido em amônio (NH^{4+}). O amônio pode então ser oxidado para uma variedade de óxidos de nitrogênio, incluindo nitrito (NO_2-) e nitrato (NO_3-). O ciclo é completado pelo processo de desnitrificação em que o nitrato é em série reduzido a nitrito, óxido nítrico, óxido nitroso e, finalmente, gás nitrogênio (N_2), que difunde de volta à atmosfera; as bactérias desempenham um papel essencial no ciclo do nitrogênio porque estão equipadas com enzimas metabólicas adequadas para catalisar suas diferentes etapas; na parte de desnitrificação anaeróbica do ciclo do nitrogênio, nitrato, nitrito e óxido nítrico são substratos para redutases bacterianas específicas, e as bactérias usam esses óxidos de nitrogênio como receptor de elétrons terminais para respiração ou para incorporação em biomassa [80]. Conseguindo, assim extrair o nitrogênio do ar em formatos biológicos para uso nos seres vivos.

No corpo humano o nitrito e nitrato são produtos da degradação do NO, sendo ele um gás com um radical livre, difusível e solúvel em água, cuja meia-vida é bastante curta (1 a 5 s) [32].

Metabolismo

A bioatividade do NO é parcialmente regulada pela sua rápida oxidação ao nitrito ou, na presença de *oxiemoglobina*, ao nitrato. No corpo Humano NO é gerado por enzimas *NOS* em várias células do corpo e participa na regulação de inúmeras funções fisiológicas. O nitrato é o produto predominante de oxidação do óxido nítrico na circulação. No corpo humano, o nitrato pode sofrer redução a nitrito, e este processo é fortemente dependente de bactérias da mucosa oral e intestinal (probióticos), mas também, em certa medida, por enzimas *nitrato oxiredutase* presente nos mamíferos sendo mais ativas em momentos de hipóxia ou alto consumo de oxigênio. No sangue e nos tecidos, o nitrito pode ser ainda mais reduzido ao óxido nítrico e outros óxidos de nitrogênio bioativos. Este ciclo de nitrogênio nos mamífero (fig. 8) pode ser alimentado pela dieta porque os vegetais contêm grandes quantidades de nitrato inorgânico [79].

Os consumidores têm uma relação contraditória com nitrito (e seu precursor, nitrato) nos alimentos. Apesar de uma longa história de uso, o nitrito foi quase proibido de ser usado em alimentos na década de 1970 devido a preocupações com a saúde relacionadas ao potencial de formação de nitrosamina carcinogênica; as mudanças nos métodos de processamento de carne reduziram esses riscos potenciais e o nitrito continuou a ser usado em alimentos, desde então, dois movimentos opostos continuam a moldar a forma como os consumidores veem nitrato e nitrito na dieta; primeiro a descoberta da profunda importância fisiológica do óxido nítrico levou à constatação de que o nitrato de dieta contribui significativamente para o reservatório de nitrogênio para a formação de óxido nítrico; segundo no entanto, a última onda de sentimento do consumidor contra os aditivos alimentares, renovou o medo do consumidor a evitar os conservantes, incluindo o nitrito [81].

Figura 8 - Representação esquemática do ciclo do nitrogênio em mamíferos

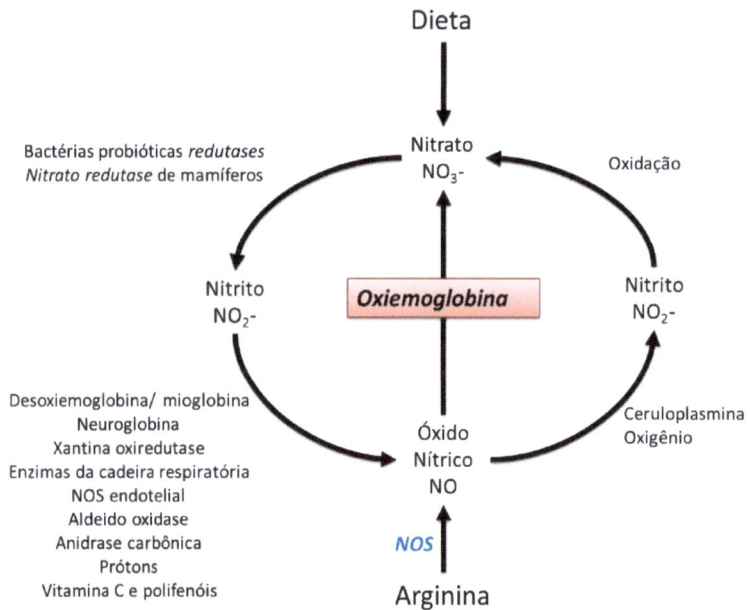

Substâncias e reações envolvidas na conversão nitrato-nitrito-NO
Fonte: Adaptado de Weitzberg, 2010 [79]

Nos estudos [82-84] encontrados na literatura que investigaram a relação entre nitratos alimentares com o câncer gástrico, de bexiga e anormalidades tireoidianas, a ingestão elevada de nitratos foi associada a um risco reduzido fraco, mas estatisticamente significante de câncer. Se mostrando necessárias mais pesquisas prospectivas para verificar esses achados esclarecendo, assim, a associação entre nitrato / nitrito e a função da tireoide e o câncer. Atentando ainda sobre a questão "ingestão elevada", doses entre 66,4 a 220 mg / dia foram as associadas para gerar este risco reduzido [82]. A Portaria nº 1004 de 11 de dezembro de 1998 [85], que no Brasil regulamento o uso de nitratos e nitritos como aditivos conservantes alimentares restringe a 15 mg / 100 g do alimento o uso de nitrito de sódio e potássio e 30 mg / 100 g do alimento de nitrato de sódio e potássio. Assim sendo, grandes quantidades de embutidos devem ser ingeridos diariamente para haver algum risco reduzido e fraco ao desenvolvimento de doenças relacionadas.

As evidências de que o nitrato pode sofrer conversão metabólica para nitrito e óxido nítrico e desempenhar funções orgânicas [86] propuseram a suplementação de nitrato inorgânico para compensar as vias interrompidas de NO na hipertensão e aumentar a biodisponibilidade do NO [87]. Efeitos hipotensores agudos e de curta duração de nitratos inorgânicos têm sido relatados em vários estudos clínicos [87-90].

A beterrabas (*Beta vulgaris*) tem sido destacada como alimento nutracêutico devido ao seu elevado teor de nitrato inorgânico [91]. Ele é utilizado como um composto ergogênico e um suplemento multialvo em estudo para disfunção vascular, aterosclerose, distúrbios cardiorrespiratórias e diabetes [92,93]. A beterraba também foi considerada como um tratamento complementar para a hipertensão [88,94].

Metanálises [95-97] utilizando suco de beterraba que é análoga ao suplemento de nitrato de sódio ou potássio, mostraram que ambos apresentaram reduções na PA a médio e longo prazo. No entanto, além do nitrato inorgânico, a beterraba é uma fonte rica de vários outros fitoquímicos biologicamente ativos, incluindo betalaínas (betacianinas e betaxantinas uma classe de corantes vermelho e amarelo substituto das antocianinas nas plantas), flavonoides e polifenóis [91].

Mecanismos fisiológicos, efetividade e segurança

A via de nitrato-nitrito-NO foi proposta como caminho alternativo para a geração NO [87]. A produção através deste caminho foi proposto para representar uma síntese de NO alternativa e independente à via clássica na qual o NO é produzido por oxidação da L-arginina em uma reação catalisada por *NOS* [87]. Sob o pH fisiológico e saturação de oxigênio normais o nitrito é uma substância endógena produzida através da oxidação de NO no sangue mediada pela ceruloplasmina [98]. Destarte, por muitos anos o nitrito foi simplesmente considerado um produto final metabólico relativamente inerte do NO.

No entanto, na última década, tornou-se evidente que, sob certas condições - particularmente com baixo pH e baixa saturação de oxigênio - o nitrito exerce potente efeito biológico, reduzido por várias reductases de nitrito produzindo NO [99] (fig. 9). O nitrito é facilmente oxidado para nitrato por processos celulares e acelulares, e o último pode ser reduzido de volta ao nitrito através de mecanismos envolvendo a flora bacteriana comensal da cavidade oral e intestinal bem como a redução por xantina oxidoredutase (XOR) nos tecidos hospedeiros[100] (fig. 8). Isso levou à concepção de que existe um "ciclo de nitrogênio" pelo qual nitrito e nitrato de fontes alimentares junto aos produzidos pela oxidação do NO endógeno, levam a um *pool* circulante comum contribuindo para a produção de NO corporal [79].

Figura 9 - O papel do NO derivado de nitrito no endotélio vascular

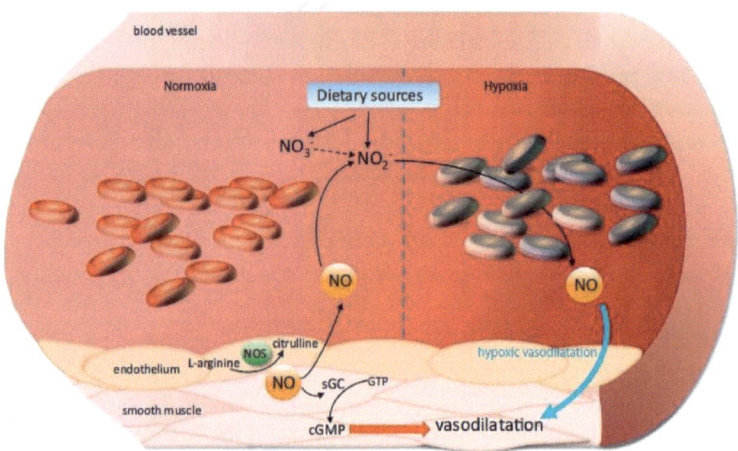

cGMP: guanosina monofosfato cíclico; GTP: guanosina trifosfato; NO: óxido nítrico; NOS: oxido nítrico sintetase; NO_3^-: nitrato; NO_2^-: nitrito; sGC: guanilil ciclase solúvel
Fonte: Bailey, 2014 [99].

Um papel fisiológico importante para a via do nitrato-nitrito-NO é que a bioatividade derivada de nitrito é cardioprotetora [101–103], exerce efeitos anti-agregadores [104–107], inibe hipóxia e hipertensão arterial pulmonar inflamatória [108–110] e isso aumenta fluxo sanguíneo e diminui a PA atuando como vasodilatador [89,111,112]. Além do que, o nitrato demonstrou melhorar o desempenho do exercício, reduzindo o custo de oxigênio no músculo esquelético em exercício físico [113].

Siervo et al (2013) [95] analisou 31 estudos encontrando doses utilizadas de nitrato de sódio ou potássio entre 2,5 a 24 mmol / dose (157-1488 mg) e com suco de beterraba entre 5,1 e 45 mmol / dose (321-2790 mg). O volume das bebidas de suco de beterraba variou entre 140 a 500 mL / d podendo ser utilizado suco concentrado para as maiores doses de nitrato inorgânico.

Pluta et al (2011) [114] quis determinar a segurança e viabilidade da infusão intravenosa de nitrito de sódio. A dose máxima tolerada para infusão intravenosa de nitrito de sódio foi de 267 μg / kg / h. A toxicidade limitante da dose ocorreu a 446 µg / kg / h. A toxicidade incluiu uma diminuição assintomática transitória da pressão arterial média (mais de 15 mmHg) e / ou um aumento assintomático do nível de metahemoglobina acima de 5%. As concentrações de nitrito, nitrato, S-nitrosotióis no plasma e sangue total aumentaram em todos os indivíduos e retornaram aos valores iniciais da pré-infusão dentro de 12 horas após a cessação da infusão. A meia-vida média do nitrito estimado na dose máxima tolerada foi de 45,3 minutos para o plasma e de 51,4 minutos para o sangue total.

Necessitando ainda de mais estudos para determinar as doses ideais de suplementação que gerem a otimizada dose-resposta com este suplemento, sugere-se que façam o uso dos alimentos funcionais fonte de nitratos / nitritos, pois possuem maior segurança e tolerabilidade no consumo. Por fim associadamente mantenha-se com um bom microbioma (probióticos) e que estes alimentos possam ser fontes também de outros nutrientes com potencial redução de PA como magnésio, vitamina C e antioxidantes.

Finalmente, embora existam estudos que sugerem que nitrato e nitrito são prejudiciais quando ingeridos em excesso, o mesmo é verdadeiro para outras substâncias essenciais para a vida dos mamíferos, incluindo glicose, gordura e oxigênio. Por isso é importante estabelecer limites nos quais o dano pode ser excluído, portanto, pesando os benefícios potenciais.

Fontes alimentares

Fontes alimentares que apresentam o nitrato inorgânico em níveis elevados são a beterraba e aipo, e em vegetais de folhas verdes, como espinafre e alface [92]. Avalia-se que o consumo diário de nitrato seja de 30 a 180 mg [115,116] e que, aproximadamente, 80% seja derivado do consumo de vegetais [116,117]. Apesar disso, a quantidade de nitrato inorgânico em alimentos é controversa, porque varia de acordo com o local e a forma de cultivo do alimento, uso de agrotóxicos e qualidade do solo [118,119].

Embora o suco de beterraba é a fonte de nitrato inorgânico mais utilizada nos estudos científicos, diversos alimentos como espinafre, rúcula, cenoura, aipo e outros vegetais de folhas verdes possuem esse nutriente e não devem ser escusados numa estratégia alimentar para aumento do consumo de nitrato [120]. Além do seu teor, alimentos fonte de nitrato inorgânico devem ser selecionados de acordo com a sua biodisponibilidade. Um estudo [121] comparou a biodisponibilidade entre nitrato de sódio, espinafre, alface e beterraba e concluindo que a alface possuiu o dobro de biodisponibilidade que o espinafre, além de todos os alimentos serem superiores ao nitrato de sódio.

As fontes alimentares de nitrato são consideradas conforme o teor de nitrato por 100 g de alimento (Tabela 7). Apesar de a avaliação da quantidade de nitrato ser em mg, os estudos trabalham com doses em mmol. A conversão é feita por uma constante, sendo 0,1 mmol para cada 6,4 mg [119].

Tabela 7 - Classificação dos alimentos quanto ao conteúdo de nitrato em 100 g de alimento fresco

Conteúdo de nitrato (mg) em 100 g de alimento fresco	Alimentos
Muito baixo < 20 mg	Aspargo, cebola, feijão, cogumelos, ervilha, pimenta, tomate, melancia e alho
Baixo < 50 mg	Brócolis, cenoura, couve-flor, pepino, abóbora e chicória
Moderado < 100 mg	Repolho, endro e nabo
Alto < 250 mg	Avelã, acelga, endívia, funcho, alho-poró, salsinha e couve-rábano
Muito alto > 250 mg	Aipo, agrião, cerefólio, alface, beterraba, espinafre e rúcula

Fonte: Loureiro, dos Santos, 2017 [122].

Resumo:
- Nitritos (NH_2-) e nitratos (NH_{3-}) podem ser reduzidos no corpo humano a NO; ocorrendo principalmente em situações de hipóxia e pH baixo;
- Alguns estudos investigam a relação entre nitratos dietéticos e patologias dentre elas o câncer, no entanto, houve uma correlação baixa, fraca e apenas se ingestão de grandes quantidades;
- Suplementação pode-se fazer uso de nitrato ou nitrito de sódio ou potássio, mas ainda necessita de mais estudos para definir a dose terapêutica ideal;
- As pesquisas demonstram haver uma relação diretamente proporcional de quanto maior a dose de nitrato maior a redução de PA;
- Por não haver consenso quanto a dose suplementar deve-se dar destaque ao consumo de alimentos funcionais fontes de nitrato/nitrito como aipo, agrião, alface, beterraba, espinafre e rúcula;
- Além de serem ricos nesses nutrientes possuem também magnésio, potássio, vitamina C e antioxidantes que também apresentam possíveis propriedades hipotensoras;
- Doses utilizadas nas pesquisas de nitrato de sódio ou potássio variam entre 2,5 a 24 mmol / dose (157-1488 mg) e com suco de beterraba entre 5,1 e 45 mmol / dose (321-2790 mg). O volume do suco de beterraba variou entre 140 a 500 mL/d.

- A segurança e viabilidade se dá em uma dose máxima tolerada para infusão intravenosa de nitrito de sódio foi de 267 µg/kg/h
- A conversão de nitrato de mmol para mg é feita por uma constante, sendo 0,1 mmol para cada 6,4 mg.

3.5 Micronutrientes

As interações de nutrientes-genes e a epigenética são fatores predominantes na promoção de efeitos benéficos ou prejudiciais na saúde cardiovascular e na hipertensão arterial. Macronutrientes e micronutrientes podem prevenir, controlar e tratar a hipertensão através de numerosos mecanismos relacionados à biologia vascular. Estresse oxidativo, inflamação e disfunção autoimune iniciam e propagam hipertensão e doenças cardiovasculares. Há um papel para o uso seleto de suplementos nutracêuticos e alimentos funcionais únicos e componentes, vitaminas, antioxidantes e minerais no tratamento da hipertensão com base em estudos cientificamente controlados, que complementam a nutrição ideal na forma de prevenção e promoção da saúde.

A literatura publicada documenta reduções significativas na PA com alterações na ingestão dietética e/ou suplementação nutracêutica de vitaminas e minerais melhorando a saúde vascular; estes tratamentos podem ser adequados em conjunto ou como tratamento único para terapia inicial em hipertensão leve, em combinação com drogas, ou em combinação um com o outro [123]. A utilização de tratamentos combinados com nutrição, suplementos e medicamentos pode reduzir a necessidade de mais terapias farmacológicas anti-hipertensivas e reduzir os efeitos colaterais.

3.6 Vitamina C

A vitamina C é um micronutriente essencial, abundante na natureza, que é adquirido principalmente através do consumo de frutas, vegetais, suplementos e bebidas fortificadas [16]. Ela também é conhecida como ácido ascórbico, ácido deidroascórbico e ascorbato [16]. A vitamina C é um poderoso antioxidante hidrossolúvel, com função de regenerar a forma ativa da vitamina E [124], reduz o estresse oxidativo [125], melhora a função endotelial através de efeitos na produção de NO [126] e em grandes quantidades pode levar a diurese [124]. Os efeitos anti-hipertensivos da vitamina C foram hipotetizados já em 1946 [127] e pesquisas estabeleceram plausibilidade biológica [128]. Estudos observacionais baseados na população mostraram uma associação inversa entre as concentrações plasmáticas de vitamina C [129] e a ingestão de vitamina C com PA [127,130], fornecendo justificativa para ensaios que avaliam a suplementação de vitamina C e a redução da PA.

Absorção e metabolismo

A absorção da vitamina C ocorre por processo ativo, dependente de sódio, na mucosa intestinal; o ascorbato pode também, ser absorvidos na mucosa oral por processos passivos mediado por carreadores. Em baixas concentrações a absorção é rápida e eficiente, portanto, com alta biodisponibilidade [16]. Cerca de 70% do ascorbato do sangue é encontrado no plasma e eritrócitos e os outros 30% nas células brancas; a absorção máxima é obtida com a ingestão de doses espaçadas de 1 g ao longo do dia [131]. Não existe armazenamento específico nos órgãos, os únicos tecidos que apresentam certa concentração da vitamina são a glândula hipófise e adrenal [16].

Mecanismos fisiológicos, efetividade e segurança

Um levantamento de ensaios clínicos publicados indica que a administração de vitamina C a 250 mg duas vezes ao dia reduz significativamente a PA durante 8 semanas [132–137]. A vitamina C induz a diurese de sódio e água; melhora a complacência arterial, função endotelial, equilíbrio simpatovagal, elasticidade aórtica e vasodilatação mediada pelo fluxo; aumenta NO e prostaglandinas tipo 2, superóxido dismutase, Na/K ATPase e guanosina monofosfato cíclico; ativa os canais de potássio; diminui a produção de esteroides adrenais, velocidade da onda de pulso, cálcio citozoico e aldeídos séricos [132–138]. A vitamina C aumenta a eficácia da amlodipina e aumenta os efeitos anti-hipertensivos de medicamentos em idosos com hipertensão refratária [134–136]. Em pacientes idosos com hipertensão refratária com uso da terapia farmacológica máxima, 600 mg de vitamina C diariamente reduziram mais eficientemente a PA [137]. Quanto menor o nível sérico do ascorbato inicial, melhor a resposta da PA. Podendo ser mensurado em exame sorológico, valores considerados adequados entre 0,20 a 2,00 mg/dL, recomenda-se para hipertensos um nível sérico superior a 1,76 mg/dL [132–138]. Em uma meta-análise de 13 ensaios clínicos com 284 pacientes, a vitamina C a 500 mg / d durante 8 semanas reduziu a PAS 3,8 e PAD 1,48 mmHg [128].

As doses de suplementos de vitamina C que são propostas para melhorar da PA (500-1000 mg / dia) são geralmente bem toleradas e não requer nenhuma atenção específica [8]. Podendo ser utilizado caso haja necessidade de suplementação em dose única ou fracionada durante o dia. Também há a possibilidade de suplementar na forma de ácido ascórbico ou ascorbato de magnésio ou cálcio. A evidência de efeitos adversos da ingestão de altas doses de vitamina C detalha a pesquisa atual e passada examinando potenciais efeitos adversos da suplementação; os dados disponíveis indicam que ingestão muito alta de vitamina C (2-4 g/dia) são bem tolerados biologicamente em sistemas saudáveis de mamíferos; atualmente, evidências científicas fortes para definir e defender um nível máximo de ingestão para vitamina C não estão disponíveis [139].

Fontes alimentares

A concentração estimada de vitamina C nos alimentos é afetada por diversos fatores: estação do ano, transporte, estágio de maturação, tempo de armazenamento e modo de cocção. Produtos animais contêm pouca vitamina C, e os grãos não a possuem. As fontes usuais de ácido ascórbico são vegetais, frutas e legumes (Tabela 8). Reforçando que a preferência sempre pelo consumo do alimento ante o suplemento pois o leque nutricional dos alimentos *in natura* são mais qualificados com outras vitaminas, minerais e fitoquímicos.

As principais fontes alimentares de vitamina C são a acerola, caju, laranja e goiaba.

Tabela 8 - Fontes alimentares de Vitamina C

Alimento	Porção	Teor de ácido ascórbico mg/porção
Acerola	50 g	470
Caju	100 g	219,3
Suco de laranja fresco	250 mL	124
Suco de laranja refrigerado	250 mL	82
Goiaba branca	100 g	99,2
Goiaba vermelha	100 g	80,6
Mamão papaia	140 g	86
Morango fresco	152 g	86
Kiwi	76 g	74
Suco de tomate	242 mL	67
Manga	207 g	57
Laranja	96 g	51
Brócolis cozido fresco	92 g	37
Couve-flor cozida	62 g	27
Repolho cozido	65 g	27
Uva	160 g	17
Tomate fresco	90 g	17
Batata assada com casca	122 g	16
Molho de tomate	123 mL	16
Melancia	152 g	14
Suco de limão fresco	30,5 mL	14
Alface romana	56 g	13
Suco de abacaxi	125 mL	13
Abacaxi fresco	78 g	12
Quiabo cozido	92 g	11
Banana nanica	118 g	6,9

Alimento	Porção	Teor de ácido ascórbico mg/porção
Espinafre cozido fresco	90 g	8,8
Abacate	100 g	8,7
Maçã com casca	128 g	7,9

Fonte: TACO, 2011 [44]; Hands, 2000 [140]

Resumo:
- A vitamina C também é conhecida por seus vitâmeros ácido ascórbico, ácido deidroascórbico e ascorbato;
- O ácido ascórbico é um poderoso antioxidante hidrossolúvel;
- Apresenta funções como regenerar a forma ativa da vitamina E, reduzir o estresse oxidativo, melhora a função endotelial através de efeitos na produção de NO e em grandes quantidades pode levar a diurese.
- Possui efeito cardioprotetor e anti-hipertensivo;
- Aumenta a eficácia da amlodipina, medicamento anti-hipertensivo;
- Recomenda-se para hipertensos um nível sérico superior a 1,76 mg/dL, podendo ser acompanhado e mesurado via exame de sangue;
- A absorção é primordialmente intestinal, mas também pode haver absorção via mucosa oral;
- As doses de suplementos de vitamina C que são propostas para melhorar da PA (500-1000 mg / dia). Podendo ser utilizado caso haja necessidade de suplementação em dose única ou fracionada durante o dia;
- Há a possibilidade de suplementar na forma de ácido ascórbico ou ascorbato de magnésio ou cálcio.
- As fontes usuais de ácido ascórbico são acerola, caju, laranja e goiaba. Devendo se dar preferência a ingestão de frutas e vegetais para a obtenção dessa vitamina.

3.7 Vitamina D

A vitamina D é sintetizada na pele por via não enzimática, por ação dos raios ultravioletas-radiação B (UV-B); porém, se a exposição do indivíduo a luz não for adequada é essencial que a vitamina seja fornecida por fontes alimentares [141], porém vale a pena ressaltar que muito pouco dessa vitamina ocorrendo naturalmente nos alimento – a carne de peixes gordurosos os óleos de fígado de peixe estão entre as melhores fontes e pequenas quantidades de vitamina D são encontrados em fígado de boi, produtos lácteos e gema de ovo

[142]. As formas da vitamina D disponíveis na natureza são o ergocalciferol (vitamina D$_2$) e o colecalciferol (vitamina D$_3$) [16]. Entretanto quando não se especifica a fonte para a vitamina D, entende-se que esta pode ser uma mistura dos dois tipos.

A integridade do sistema endócrino de vitamina D é essencial para a saúde humana [141]. Um número significativo de pesquisadores tem sugerido que a vitamina D (caciferol) não deveria ser considerada uma vitamina, mas sim um pró-hormônio [16]. Pois, a deficiência nutricional de vitamina D em indivíduos saudáveis está associada com maior risco de mortalidade por todas as causas; essas causas de mortalidade se estendem para além do impacto adverso reconhecido da deficiência de vitamina D na homeostase de cálcio e fosfato predisponente ao hiperparatireoidismo secundário, perda óssea e calcificação vascular; a deficiência de vitamina D também se associa a um início precoce de distúrbios do envelhecimento, incluindo hipertensão, proteinúria, resistência à insulina, anormalidades imunitárias que aumentam a propensão para infecções virais e bacterianas, distúrbios autoimunes, câncer e danos aos múltiplos órgãos devido à inflamação sistêmica excessiva causadora de aterosclerose, rigidez vascular, lesões renais e respostas prejudiciais ao dano do DNA [141].

Além disso, existe evidência de que a forma hormonalmente ativa da vitamina D, (25-di-hidroxivitamina D$_3$), podem gerar respostas biológicas através da regulação da transcrição de genes, bem como através de vias não genômicas, alguns dos quais envolvem a abertura de canais cálcio. Além disso, existem muitos exemplos de que a suplementação da vitamina D é proposta como uma forma (potencialmente) útil de tratamento de patologias [143].

O colecalciferol pode ter um papel independente e indireto na regulação da PA [144-149]. Se o nível de vitamina D for inferior a 30 ng / mL, os níveis circulantes de atividade da renina plasmática e angiotensina II são maiores [144-147,149,150]. Com menores níveis de vitamina D, maior o risco de hipertensão, com o quartil mais baixo da vitamina D sérica com incidência de hipertensão de 52% e o quartil mais alto com incidência de 20% [144,145,150]. A vitamina D3 inibe a transcrição da renina por um mecanismo mediado pelo receptor de vitamina D através do aparelho justo glomerular. A vitamina D diminui a ADMA (proteína inibidora da conversão de arginina a NO), suprime as citocinas pró-inflamatórias, como o fator de necrose tumoral α, aumenta o NO, melhora a função endotelial e a elasticidade arterial, diminui a hipertrofia do músculo liso vascular, regula os eletrólitos e o volume sanguíneo [144-150]. Em uma revisão sistemática e metanálise que comparou diretamente os efeitos da suplementação da vitamina D$_2$ e da vitamina D$_3$ nas concentrações séricas de 25-hidroxi vitamina D no ser humano indica que a vitamina D$_3$ é mais eficaz na elevação das concentrações séricas de vitamina D, e, portanto, poderia se tornar a escolha preferencial para a suplementação [151].

Embora a deficiência de vitamina D esteja associada a hipertensão em estudos observacionais [152], com os polimorfismos do gene do receptor de vitamina D podendo afetar o risco de hipertensão no corpo humano [150], ensaios clínicos randomizados e sua metanálise produziram resultados não conclusivos [152]. Mas é consenso que se recomenda manter sérico um nível de 25-hidroxi vitamina D de 60 ng / mL [152] para prevenir e auxiliar na homeostase da PA.

Resumo

- A vitamina D estão disponíveis na natureza são o ergocalciferol (vitamina D_2) e o colecalciferol (vitamina D_3);
- Não é considerada mais uma vitamina e sim um pró-hormônio;
- Na hipertensão arterial a suplementação de vitamina D não atua diretamente no tratamento dessa patologia;
- A principal forma de se obter vitamina D é por conversão do colesterol via exposição à radiação ultravioleta;
- As fontes alimentares possuem muito pouco dessa vitamina;
- A carne de peixes gordurosos os óleos de fígado de peixe estão entre as melhores fontes e pequenas quantidades de vitamina D são encontrados em fígado de boi, produtos lácteos e gema de ovo;
- Na forma de suplementação deve ser preferencialmente de colecalciferol (D_3), as doses determinadas dependerão do protocolo de tratamento e necessidade constatado pelo profissional de saúde capacitado;
- Para a hipertensão é consenso que se recomenda manter sérico um nível de 25-hidroxi vitamina D de 60 ng/mL.

3.8 Potássio

O potássio é o eletrólito principal no espaço intracelular onde está presente como íon de potássio solúvel em água (K^+) e serve para manter a pressão osmótica, homeostase eletrolítica e equilíbrio ácido-base [153]. O nível de potássio plasmático é normalmente mantido dentro de limites estreitos (tipicamente, 3,5 a 5,1 mmol / L [154]) por múltiplos mecanismos que em conjunto compõem a homeostase de potássio. Essa regulação rigorosa é essencial para uma ampla gama de processos fisiológicos vitais, incluindo o potencial de membrana celular em repouso e a propagação de potenciais de ação em tecido neuronal, muscular e cardíaco, juntamente com secreção e ação hormonal, tônus vascular, controle da pressão arterial sistêmica, motilidade gastrointestinal, homeostasia ácido-base, metabolismo de glicose e insulina, ação mineralocorticoide, capacidade de concentração renal e equilíbrio de fluidos e eletrólitos [155]. Além disso, o potássio é um cofator de várias enzimas envolvidas na síntese de proteínas e glicogênio e desempenha, portanto, um papel crucial no crescimento [156].

Metabolismo, Absorção e excreção

A importância da homeostase de potássio ressalta-se pela constatação de que pacientes com hipocalemia ou hipercalemia têm uma taxa de morte aumentada [157,158]. Além disso, os distúrbios da homeostase de potássio foram associados a processos fisiopatológicos, como a progressão da doença cardíaca, renal e fibrose intersticial [159,160].

Em comparação com as dietas consumidas pelos antepassados evolutivos do homem, a maioria das pessoas do mundo hoje consome uma dieta relativamente alta em sal (NaCl) e baixa em potássio. Uma alta proporção de sódio em detrimento ao potássio está associada a hipertensão, doenças cardiovasculares e mortalidade por todas as causas; a deficiência dietética de potássio, comum nas dietas ocidentais, aumenta a pressão arterial e aumenta a sensibilidade ao sal causando retenção de sódio e aumento da pressão arterial [161].

O papel patogênico do excesso de sódio na hipertensão primária é amplamente reconhecido, mas o da deficiência de potássio geralmente foi ignorado ou no melhor status subestimada. Recentemente propôs-se que o principal fator ambiental na patogênese da hipertensão primária e o risco cardiovascular associado é a interação do excesso de sódio com a deficiência de potássio no organismo [162]. Especificamente, dietas características da dieta ocidental moderna - que é alta em sódio e baixa em potássio - produzem uma interação biológica com os rins, resultando em excesso de sódio e concentrações de potássio insuficientes no corpo humano; estas alterações biológicas resultam na contração das células do músculo liso vascular, seguido de aumento da resistência vascular periférica e maior pressão arterial e, finalmente, hipertensão arterial [162].

O potássio possui diversos mecanismos de ação apresentados para efeitos protetores anti-hipertensivos. Ele diminui o volume intravascular, em parte através da redução da reabsorção de sódio, ou seja, aumento da excreção urinária de sódio [163]. Também, o aumento dos níveis plasmáticos de potássio que refletem a ingestão dietética estão associados à vasodilatação dependente do endotélio por meio da estimulação da bomba de sódio e potássio e abertura dos canais de potássio; enumera-se ainda uma série de outros mecanismos de ação putativos para o potássio, incluindo alterações na sensibilidade barorreflexa e sensibilidade aos receptores e hormônios que influenciam o músculo liso vascular e a função celular do sistema nervoso simpático [164]. Esses efeitos podem ser importantes para baixar a pressão arterial além dos efeitos natriuréticos do potássio.

Quase todo o potássio ingerido é absorvido no trato gastrintestinal e transportado para o fígado através da circulação portal; quantidades mínimas de potássio são excretadas pelas fezes e suor, sendo os rins os principais responsáveis pela excreção e regulação do balanço de potássio; a excreção de potássio pelos rins é regulada por um processo de secreção, independente da filtração glomerular e da quantidade de potássio filtrado; cerca de 85% a 90% do potássio filtrado no glomérulo é reabsorvido na porção proximal do néfron [165]. A quantidade de potássio urinário, no entanto, pode ser tão pequena quanto 1% do potássio filtrado – no caso de a sua ingestão ser baixa – ou exceder em até duas vezes o filtrado quando a ingestão é elevada; assim, o néfron distal, particularmente o ducto coletor, tem a capacidade de secretar e reabsorver potássio, ocorrendo neste mesmo local o controle da homeostase desse eletrólito [155] (fig. 10).

Quando o potássio dietético é absorvido, o excesso é excretado pelos rins para manter o balanço, no entanto, trata-se de um processo lento e que requer várias horas; assim, em resposta a uma refeição rica em potássio – que normalmente também inclui glicose –, a secreção pancreática de insulina ativa a bomba sódio-potássio *ATPase* das células musculares e hepáticas, propiciando, assim, o transporte de potássio do plasma para o fluido intracelular dessas células [165]. Além disso, o aumento do potássio plasmático estimula a síntese e liberação de aldosterona pelas adrenais, promovendo secreção do excesso de potássio pelo rim [166]. Por outro lado, quando a concentração plasmática de potássio diminui, ocorre uma regulação de *feedback*, redistribuindo o potássio do fluido intracelular para o plasma, além de minimizar a excreção renal de potássio [165]. Adicionalmente, o músculo esquelético torna-se resistente à ação da insulina para a captação de potássio, bloqueando, assim, a troca de potássio do plasma para o interior da célula [167]. A baixa concentração plasmática de potássio também suprime a liberação de aldosterona, possibilitando máxima reabsorção renal de potássio [165].

Figura 10 - Regulação do balanço de potássio

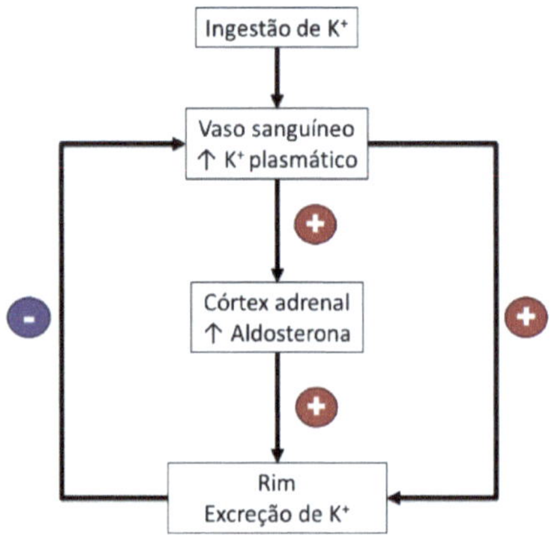

Mecanismos fisiológicos, efetividade e segurança

A ingestão recomendada de potássio é de 4700 mg/d com uma relação K^+/Na^+ de cerca de 4 - 5: 1 [4,123,168]. Estudos epidemiológicos, observacionais e clínicos demonstraram uma redução significativa da PA com aumento da ingestão de potássio na dieta tanto em normotensos quanto em hipertensos [9,169]. Em pacientes hipertensos, a dose de 0,6 g/d além da ingestão de dietética de base acomete a resposta de redução de 1,0 mmHg na PA sistólica e 0,52 mmHg de redução na PA diastólica [168]. A resposta do potássio na PA é depende da raça (negro> branco) e dependente da ingestão diária de sódio, magnésio e cálcio [2,8,123]. A alta ingestão de potássio reduz a incidência de doenças cardiovasculares e acidentes vasculares encefálico, independentemente da redução da PA [157,169]. Cada aumento de 1000 mg na ingestão de potássio por dia reduz a mortalidade por todas as causas em aproximadamente 20% [123].

O potássio aumenta a natriurese, modula a sensibilidade barorreflexa, a liberação dos vasodilatadores, diminui a sensibilidade às catecolaminas e angiotensina II, a síntese de DNA nas células do músculo liso vascular e diminui a atividade do sistema nervoso simpático em células com função vascular melhorada [155]. Para prevenir ou se o indivíduo apresentar doenças cardiovasculares, taquicardia ventricular, fibrilação ventricular o potássio plasmático deve ser mantido superior a 4,0 mEq/dL [123], para minimizar um risco aumentado de mortalidade, lembrando que a referência de adequação para o potássio é de 3,5 a 5,1 mEq /dL[154].

A suplementação de potássio foi estudada como medida anti-hipertensiva, e dados apresentados indicam que é segura, sem efeitos adversos importantes que tenham um impacto modesto mas significativo na PA e podem ser recomendados como um agente anti-hipertensivo adjuvante para pacientes com hipertensão essencial e há uma relação dose-resposta entre a ingestão de potássio e a redução da PA sistólica e diastólica dando destaque a doses altas de 3900 mg/dia [170]. Também uma outra metanálise indicou que a suplementação de potássio em hipertensos foi geralmente associada a diminuição da PA, particularmente em consumidores de alto teor de sódio, indivíduos que não estão em tratamento com hipertensão e aqueles na categoria mais baixa de ingesta de potássio. Deve ser conseguida uma ingestão dietética adequada de potássio, na ordem de 3510 mg/dia, para o controle da pressão arterial [171].

A ingestão dietética diária recomendada para pacientes com hipertensão é de 4,7 g a 5,0 g de potássio e <1500 mg de sódio [172]. O potássio em alimentos ou em suplementação deve ser reduzido ou usado com precaução em pacientes com insuficiência renal ou aqueles que tomam medicamentos que aumentam a retenção de potássio renal (espironolactona), como inibidores da enzima conversora da angiotensina (captopril e enalapril) e bloqueadores dos receptores da angiotensina (losartana) [9].

Fontes alimentares

As frutas e as hortaliças são excelentes fontes de potássio. Vale ressaltar que o cozimento em água promove redução significante (cerca de 60%) da quantidade de potássio desses alimentos [173]. Portanto, recomenda-se que esses alimentos sejam consumidos preferencialmente crus ou, quando não for possível, que sejam cozidos com o mínimo de água ou utilizando-se a técnica de cozimento no vapor, para minimizar as perdas. As carnes, os produtos lácteos e os cereais também contêm quantidades significativas de potássio. Na tabela 9 estão listados alguns alimentos fontes de potássio.

Tabela 9 - Quantidade de potássio presente em alguns alimentos, segundo porção usual

Alimento	Porção	Peso (g)	Potássio (mg)
Batata cozida	1 un. media	130	426
Melão	1 fatia media	170	357
Amendoim	3 col. de sopa	51	335
Mamão formosa	1 fatia grossa	150	333
Abacate	1 un. media	150	309
Cenoura	1 un. media	90	284
Banana nanica	1 un. media	70	263
Laranja pera	1 un. media	160	260
Uva rubi	1 cacho médio	130	206
Tomate	1 un. media	90	200
Castanha de caju torrada	10 unidades	25	170
Couve manteiga	2 folhas medias	40	161
LÁCTEOS/ CARNES			
Pescada branca frita	1 filé médio	120	426
Carne de frango peito grelhado	1 filé médio	100	387
Carne bovina contrafilé grelhado	1 filé médio	90	347
Leite de vaca integral	1 copo grande	240	319
Iogurte natural	1 pote	200	142
Queijo minas frescal	2 fatias medias	60	63

Fonte: Taco, 2011 [44]

Resumo
- Potássio é o principal íon intracelular e sua homeostase está intimamente ligada ao sódio;
- As funções do potássio no corpo humano passam por potencial de membrana celular em repouso e a propagação de potenciais de ação em tecido neuronal, muscular e cardíaco, juntamente com secreção e ação hormonal, tônus vascular, controle da pressão arterial sistêmica, motilidade gastrointestinal, homeostasia ácido-base, metabolismo de glicose e insulina, ação mineralocorticoide, capacidade de concentração renal e equilíbrio de fluidos e eletrólitos;
- É absorvido no trato gastrintestinal e transportado para o fígado através da circulação portal;
- Quantidades mínimas de potássio são excretadas pelas fezes e suor;
- Sendo os rins os principais responsáveis pela excreção e regulação do balanço de potássio;
- A ingestão dietética diária recomendada para pacientes com hipertensão é de 4,7 g a 5,0 g de potássio e <1500 mg de sódio
- A relação K^+/Na^+ ingerido deve ficar em 4 - 5: 1;
- O potássio sérico se mantém em níveis saudáveis de 3,5 a 5,1 mEq/dL;
- Para prevenção e tratamento da hipertensão deve ser mantido superior a 4,0 mEq/dL;
- Os alimentos *in natural*, ingeridos crus, em modo geral são grandes fontes alimentares desse eletrólito.
- E a suplementação de potássio pode ser uma possibilidade no tratamento adjuvante com maiores efeitos em indivíduos que apresentam baixa ingestão diária ou elevada ingestão de sódio;
- O suplemento pode ser prescrito na forma de sal (cloreto de potássio) e de potássio aminoácido quelado;

3.9 Magnésio

O magnésio é o quarto mineral mais abundante e o segundo cátion bivalente intracelular mais abundante e foi reconhecido como um cofator para mais de 300 reações metabólicas no corpo [174,175]. A principal função do magnésio é estabilizar a estrutura de ATP (Mg-ATP) nos músculos e em outros tecidos moles [16]. O magnésio também é sinérgico ao metabolismo de vários outros minerais (cálcio, potássio, fósforo, zinco, cobre, ferro, chumbo, sódio, cádmio), ácido clorídrico, acetilcolina, NO e para ativar tiamina [16]. Alguns dos processos em que o magnésio é um cofator incluem, mas não estão limitados a, síntese de proteínas, a produção de energia celular e de armazenamento, reprodução, a síntese de DNA e RNA e estabilizadores da membranas mitocondriais [176–178]. O magnésio também desempenha um papel crítico na manutenção da função nervosa e muscular normal, excitabilidade cardíaca (ritmo cardíaco normal), condução neuromuscular, contração muscular, tom vasomotor, pressão arterial normal, integridade óssea e metabolismo de glicose e insulina [176–188]. Apresentando sistematicamente o quadro 2 resume as principais funções do magnésio.

Em contraponto, a deficiência de magnésio tem sido associada a um número de doenças crônicas, incluindo dores de cabeça de enxaqueca, doenças de Alzheimer, acidente vascular encefálico, hipertensão arterial, doença cardiovascular, diabetes mellitus tipo 2 [184,189–192], aumento da excitabilidade muscular, arritmia cardíaca e tetania [16].

Absorção e metabolismo

A homeostase do magnésio (fig. 11) é mantida pelo intestino, o osso e os rins. O magnésio é principalmente absorvido no intestino delgado; do total de magnésio alimentício consumido, apenas cerca de 45% é absorvido no intestino, o resto é eliminado nas fezes [193]. A maior parte do magnésio absorvida se dá no intestino delgado por um mecanismo paracelular passivo, sendo responsável por 80% -90% da absorção intestinal de magnésio [194], os outros 10% são absorvidos no cólon e em baixa proporção no estômago. Vale ressaltar que a absorção intestinal não é diretamente proporcional à ingestão de magnésio, quanto menor o nível de magnésio, mais mineral é absorvido no intestino, a absorção relativa de magnésio é alta quando a ingestão é baixa e vice-versa [195]. Além disso, pequena parcela do magnésio absorvido (~49 mg) são segregados no trato intestinal em sucos biliares e enzimas pancreáticas intestinais [196].

Os rins são cruciais na homeostase de magnésio, uma vez que a concentração sérica de magnésio é controlada principalmente pela sua excreção na urina; sob condições fisiológicas, ~ 2400 mg de magnésio no plasma são filtrados pelos glomérulos; Da carga filtrada, ~ 2300 mg é imediatamente reabsorvido e apenas 3% -5% são excretados na urina, ou seja, ~ 100 mg [197].

A absorção e excreção de magnésio são influenciados por diferentes hormônios. Tem sido demonstrado que a calcitriol pode estimular a absorção intestinal de magnésio. Ao lado dele, vários outros fatores, como hormônio estrogênio ou paratireoide também estão envolvidos nesta homeostase. A liberação de paratormônio aumenta a reabsorção de magnésio no rim, a absorção no intestino e a liberação do osso [198,199].

Quadro 2 - Funções de magnésio

O magnésio está envolvido em mais de 300 reações metabólicas essenciais (por exemplo, todas as reações dependentes de adenosina trifosfato (ATP)).

Produção de energia (→ produção de ATP)
Desagregação e utilização energética de carboidratos, proteínas e gorduras no metabolismo intermediário (por exemplo, glicólise, fosforilação da cadeia respiratória). ATP existe principalmente como um complexo com magnésio (Mg-ATP).

Ativação enzimática (exemplos)
ATP sintase mitocondrial, Na+/K+ -ATPase, Hexoquinase, Creatina quinase, Adenilato ciclase, Fosfofrutoquinase, atividade da tirosina quinase do receptor de insulina.

Antagonista do cálcio / antagonista do receptor NMDA
Controle do influxo de cálcio na membrana celular (curso das contrações, regulação do tônus muscular vascular): contração / relaxamento muscular, liberação de neurotransmissores, condução potencial de ação em tecido nodal, condução de impulso neuromuscular (inibição da liberação de acetilcolina dependente de cálcio no final do motor placa), manutenção e estabilização da fisiologia da membrana, contração muscular.

Sistema cardiovascular
Economia da função da bomba cardíaca, regulação do movimento do potássio nas células do miocárdio, proteção contra estresse, vasodilatação das artérias coronárias e periféricas, redução da agregação plaquetária.

Função de membrana
Fluxo de eletrólito transmembrana, transporte ativo de potássio e cálcio através das membranas celulares, regulação da adesão celular e migração celular.

Funções estruturais
Componente de osso mineralizado (estrutura, microarquitetura), complexos de enzimas múltiplas, mitocôndrias, proteínas, polirribossomos e ácidos nucléicos.

Metabolismo nutricional
Ativação metabólica e utilização de vitamina D, vitaminas B (por exemplo, tiamina) e glutationa.

Fonte: Gröber, 2015 [195].

O corpo humano adulto saudável contém aproximadamente 1.000 mmoles de magnésio (22-26 g); Cerca de 60% do magnésio está presente no osso, dos quais 30% são permutáveis e funcionam como um reservatório para estabilizar a concentração sérica; aproximadamente 20% são encontrados no músculo esquelético, 19% em outros tecidos moles e menos de 1% no líquido extracelular [195]. O magnésio intracelular é mantido dentro dos limites de concentração estreita (1,4 a 2,5 mg/mL), exceto em situações extremas, como hipóxia ou depleção prolongada de magnésio [181]. Mas atentando que a concentração total de magnésio no soro não é o melhor método para avaliar o estado do magnésio, uma vez que as alterações na proteína sérica podem afetar a concentração total sem afetar necessariamente a fração ionizada ou o estado total do magnésio corporal; a correlação entre o magnésio total sérico e o estado total do magnésio corporal é fraco [200]

Figura 11 - Metabolismo e absorção do magnésio

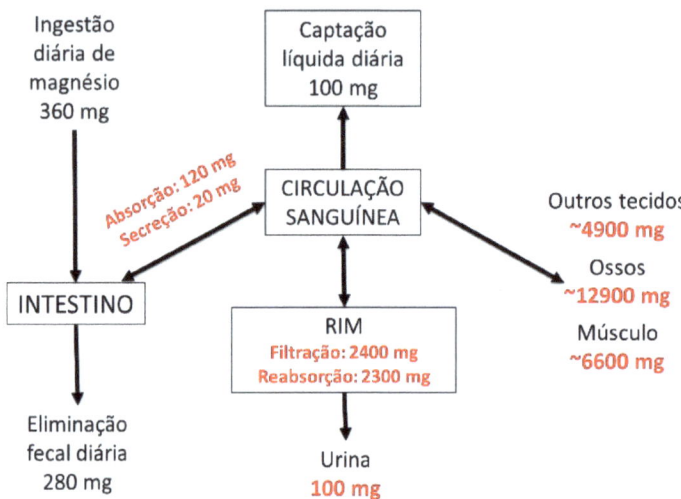

Mecanismos fisiológicos, efetividade e segurança

O magnésio está envolvido na regulação da pressão arterial; o magnésio intracelular dificulta a despolarização do cálcio que leva à contração muscular, levando ao relaxamento vascular e, assim, a diminuição da pressão arterial [183]. Está bem estabelecido que as doenças cardiovasculares, HAS e diabetes mellitus tipo 2 estão interelacionados, denominada síndrome metabólica, o magnésio demonstrou influenciar diretamente o tom vascular podendo, também, liberar óxido nítrico, levando a vasodilatação [174].

A ingestão dietética elevada de magnésio de pelo menos 500 a 1000 mg/d reduz a PA, mas os resultados são menos consistentes do que os observados com sódio e potássio [201]. Na maioria dos estudos epidemiológicos, existe uma relação inversa entre a ingestão dietética de magnésio e a PA [201,202]. A redução máxima nos ensaios clínicos foi de 5,6 mmHg na PA sistólica e 2,8 mmHg na PA diastólica, mas alguns estudos não mostraram alterações na PA [202]. A combinação com potássio e a ingestão baixa de sódio com aumento da ingestão de magnésio tem efeitos anti-hipertensivos aditivos; o magnésio também aumenta a eficácia de todas as classes de fármacos anti-hipertensivos [202].

O magnésio compete com o sódio para locais de ligação no músculo liso vascular e atua como um vasodilatador direto, como um bloqueador de canais de cálcio. Ele também aumenta a liberação de prostaglandina E – que são sinais químicos celulares lipídicos derivados de ácido araquidônico similares a hormônios, porém que não entram na corrente sanguínea, atuando apenas na própria célula e nas células vizinhas, resposta
Parácrina - e NO; regula o cálcio intracelular, sódio, potássio e pH; melhora a função endotelial; e reduz Angiotensina II e Norepinefrina [202–204].

Uma meta-análise de 241.378 pacientes com 6477 acidentes vasculares cerebrais mostrou uma relação inversa entre magnésio e a incidência de acidente vascular cerebral isquêmico [205]. Por cada 100 mg de ingestão dietética de magnésio, o AVC isquêmico diminuiu 8%. Este nutriente pode ser suplementado em doses de 500 mg/d a 1000 mg/d queladas a um aminoácido para melhorar a absorção e diminuir a incidência de diarreia [202]. Adicionando taurina a 1000 mg/d a 2000 mg/d aumenta seus efeitos anti-hipertensivos; porém como contraindicações os suplementos devem ser evitados ou utilizados com precaução em doentes com insuficiência renal conhecida ou naqueles que tomam medicamentos que induzem a retenção de magnésio [202].

Em se tratando de níveis máximos de ingestão diária, não há provas de efeitos adversos do consumo de magnésio natural nos alimentos. Os efeitos adversos dos suplementos a base de sais de magnésio podem incluir diarreia osmótica. O nível máximo para ingestão o magnésio na forma de sais é de 350 mg/dose [206].

Fontes alimentares

A dose diária recomendada (RDA) para o magnésio em adultos é de 4,5 mg/kg/dia, inferior à recomendação anterior de 6-10 mg/kg/dia [206]. O requisito diário é maior na gravidez, na lactação e em algumas patologias. A ingestão de magnésio depende da concentração de magnésio na água potável e na composição alimentar. O magnésio é abundante em vegetais de folhas verdes, como espinafre e brócolis (que são ricos em clorofila contendo magnésio), cereais, grãos, nozes, banana e legumes; frutas, carnes, chocolates e peixes têm valores intermediários, e os produtos lácteos são pobres em magnésio [193,196].

A água potável pode ser uma importante fonte de magnésio, especialmente "água dura" que contém até 30 mg/L de magnésio; em geral, a ingestão de magnésio está diretamente relacionada à ingestão de energia, exceto quando a maioria da energia provém de açúcares refinados ou álcool; o refinamento ou processamento de alimentos pode reduzir o teor de magnésio em quase

85%; além disso, cozinhar, especialmente ferver com alimentos ricos em magnésio, resultará em perda significativa de magnésio[207]. O processamento e a cozimento de alimentos podem, portanto, explicar a aparente alta prevalência de baixa ingestão de magnésio em muitas populações [196]. Segue uma tabela com as principais fontes alimentares de magnésio.

Tabela 10 - Fontes de magnésio em mg por porção (g)

Alimento	Porção (g)	Teor de magnésio (mg)
Semente de abóbora	57	303
Amêndoas	78	238
Avelã	68	192
Castanha do Brasil	70	166
Caju	65	157
Tofu	124	128
Amendoim	72	125
Nozes	60	101
Chocolate sem açúcar	28,4	88
Noz macadâmia	68	77
Noz pecã	60	76
Acelga cozida	88	75
Alcachofra inteira cozida	120	72
Espinafre congelado cozido	95	66
Feijão preto cozido	86	60
Aveia cozida	234	56
Beterraba fresca cozida	72	49
Quiabo cozido	92	46
Iogurte baixo teor de gordura	245	43
Arroz integral cozido	98	42
Abacate	100	39
Peixe cozido	100	30 – 40
Ameixa	85	38
Lentilha cozida	99	36
Ervilhas secas cozidas	98	35
Banana	118	34
Camarão cozido	100	34
Batata assada com casca	122	33
Leite integral	244	33

Fonte: adaptado de Taco, 2011 [44]

Resumo:

- Quarto mineral em quantidade no corpo humano;
- Cofator em mais de 300 reações;
- Principalmente ligada a reações de produção de energia na forma de uma complexo Mg-ATP;
- Também desempenha um papel crítico na manutenção da função nervosa e muscular normal, excitabilidade cardíaca, tom vasomotor e pressão arterial normal;
- Trabalha em sinergia aos principais mineiras no corpo humano;
- Compete com o sódio para locais de ligação no músculo liso vascular e atua como um vasodilatador direto, como um bloqueador de canais de cálcio, agindo diretamente na pressão sanguínea;
- A dose diária recomendada (RDA) para o magnésio em adultos é de 4,5 mg / kg / dia;
- Suplementação para trato da hipertensão arterial deve ser entre 500 a 1000 mg/dia na forma quelada a um aminoácido;
- A combinação com potássio e a ingestão baixa de sódio tem efeitos anti-hipertensivos aditivos;
- O magnésio também aumenta a eficácia de todas as classes de fármacos anti-hipertensivos;
- Evitar suplementação na forma de sais de magnésio, pois doses acima de 350 mg/dose pode levar a diarreia osmótica;
- Não há outros riscos ou efeitos colaterais na ingestão excessiva deste mineral;
- As principais fontes alimentares são vegetais de folhas verdes, como espinafre e brócolis (que são ricos em clorofila contendo magnésio), cereais, grãos, nozes, banana e legumes; frutas, carnes, chocolates e peixes têm valores intermediários, e os produtos lácteos são pobres em magnésio;
- O refinamento ou processamento e o cozimento de alimentos pode reduzir o teor de magnésio.

Referências

1. Cicero AFG, Borghi C. Evidence of clinically relevant efficacy for dietary supplements and nutraceuticals. Curr Hypertens Rep. 2013;15(3):260–7.
2. Sirtori CR, Arnoldi A, Cicero AFG. Nutraceuticals for blood pressure control. Ann Med. 2015;47(6):447–56.
3. Brasil. Resolução RDC n°2 de 07 de janeiro de 2002 - regulamento técnico de substâncias bioativas e probióticos isolados com alegação de propriedades funcionais e ou de saúde. Agência Nac Vigilância Sanitária. 2002;
4. Houston M. Nutrition and Nutraceutical Supplements for the Treatment of Hypertension: Part III. J Clin Hypertens. 2013 Dec 1;15(12):931–7.
5. McCartney DMA, Byrne DG, Turner MJ. Dietary contributors to hypertension in adults reviewed. Vol. 184, Irish Journal of Medical Science. 2015. p. 81–90.
6. Mancia G, Fagard R, Narkiewicz K, Redón J, Zanchetti A, Böhm M, et al. 2013 ESH/ESC Guidelines for the management of arterial hypertension. J Hypertens. 2013;31(7):1281–357.
7. Appel LJ. ASH position paper: Dietary approaches to lower blood pressure. J Am Soc Hypertens. 2010;4(2):79–89.
8. Borghi C, Cicero AFG. Nutraceuticals with a clinically detectable blood pressure-lowering effect: a review of available randomized clinical trials and their meta-analyses. British Journal of Clinical Pharmacology. 2016;
9. Houston M. The role of nutrition and nutraceutical supplements in the prevention and treatment of hypertension. Clin Pract. 2013;10(2):209–29.
10. Turner JM, Spatz ES. Nutritional supplements for the treatment of hypertension: a practical guide for clinicians. Vol. 18, Current Cardiology Reports. 2016.
11. Böger RH. The pharmacodynamics of L-arginine. Altern Ther Health Med. 2007;20(3):48–54.
12. Wu G, Bazer FW, Davis TA, Kim SW, Li P, Rhoads JM, et al. Arginine metabolism and nutrition in growth, health and disease. Amino Acids. 2009;37(1):153–68.
13. Wilmore D. Enteral and parenteral arginine supplementation to improve medical outcomes in hospitalized patients. J Nutr. 2004 Oct;134(10 Suppl):2863S–2867S; discussion 2895S.
14. Hall JE. Guyton E Hall Tratado De Fisiologia Médica. 2017. 1176 p.
15. Tapiero H, Mathé G, Couvreur P, Tew KD. I. Arginine. Biomed Pharmacother. 2002 Nov;56(9):439–45.
16. Cozzolino SMF. Biodisponibilidade de Nutrientes. 4th ed. Barueri: Editora Manole; 2012.
17. Pan M, Choudry HA, Epler MJ, Meng Q, Karinch A, Lin C, et al. Arginine transport in catabolic disease states. J Nutr. 2004 Oct;134(10 Suppl):2826S–

2829S; discussion 2853S.
18. Delage B, Fennell DA, Nicholson L, McNeish I, Lemoine NR, Crook T, et al. Arginine deprivation and argininosuccinate synthetase expression in the treatment of cancer. Int J Cancer. 2010 Jun 15;126(12):NA-NA.
19. Luiking YC, Ten Have GAM, Wolfe RR, Deutz NEP. Arginine de novo and nitric oxide production in disease states. Am J Physiol Endocrinol Metab. 2012 Nov 15;303(10):E1177-89.
20. Creager MA, Gallagher SJ, Girerd XJ, Coleman SM, Dzau VJ, Cooke JP. L-arginine improves endothelium-dependent vasodilation in hypercholesterolemic humans. J Clin Invest. 1992 Oct 1;90(4):1248–53.
21. Bahri S, Zerrouk N, Aussel C, Moinard C, Crenn P, Curis E, et al. Citrulline: from metabolism to therapeutic use. Nutrition Mar, 2013 p. 479–84.
22. Wu G, Meininger CJ, Knabe DA, Bazer FW, Rhoads JM. Arginine nutrition in development, health and disease. Curr Opin Clin Nutr Metab Care. 2000 Jan;3(1):59–66.
23. Böger RH, Bode-Böger SM, Frölich JC. The L-arginine-nitric oxide pathway: role in atherosclerosis and therapeutic implications. Atherosclerosis. 1996 Nov 15;127(1):1–11.
24. Alvares T, Conte-Junior C, Silva J, Paschoalin VM. Acute L-Arginine supplementation does not increase nitric oxide production in healthy subjects. Nutr Metab (Lond). 2012 Jun 12;9(1):54.
25. Bescós R, Sureda A, Tur JA, Pons A. The effect of nitric-oxide-related supplements on human performance. Sport Med. 2012 Feb 1;42(2):99–117.
26. Sindler AL, Fleenor BS, Calvert JW, Marshall KD, Zigler ML, Lefer DJ, et al. Nitrite supplementation reverses vascular endothelial dysfunction and large elastic artery stiffness with aging. Aging Cell. 2011 Jun;10(3):429–37.
27. Celermajer DS, Sorensen KE, Bull C, Robinson J, Deanfield JE. Endothelium-dependent dilation in the systemic arteries of asymptomatic subjects relates to coronary risk factors and their interaction. J Am Coll Cardiol. 1994 Nov 15;24(6):1468–74.
28. Quyyumi AA, Dakak N, Andrews NP, Husain S, Arora S, Gilligan DM, et al. Nitric oxide activity in the human coronary circulation. Impact of risk factors for coronary atherosclerosis. J Clin Invest. 1995 Apr 1;95(4):1747–55.
29. Proctor DN, Parker BA. Vasodilation and vascular control in contracting muscle of the aging human. Microcirculation. 2006 Jan;13(4):315–27.
30. Petróczi A, Naughton DP. Potentially fatal new trend in performance enhancement: a cautionary note on nitrite. J Int Soc Sports Nutr. 2010 Jun 29;7(1):25.
31. Cynober L, Boucher J Le, Vasson M-P. Arginine metabolism in mammals. J Nutr Biochem. 1995 Aug 1;6(8):402–13.
32. Aires MM. Fisiologia - Margarida de Melo Aires. quarta edi. Rio de Janeiro: Guanabara Koogan; 2012. 1353 p.
33. Palloshi A, Fragasso G, Piatti P, Monti LD, Setola E, Valsecchi G, et al.

Effect of oral l-arginine on blood pressure and symptoms and endothelial function in patients with systemic hypertension, positive exercise tests, and normal coronary arteries. Am J Cardiol. 2004 Apr 1;93(7):933–5.
34. Bode-Böger SM, Böger RH, Löffler M, Tsikas D, Brabant G, Frölich JC. L-arginine stimulates NO-dependent vasodilation in healthy humans - effect of somatostatin pretreatment. J Investig Med. 1999 Jan;47(1):43–50.
35. Piatti PM, Monti LD, Valsecchi G, Magni F, Setola E, Marchesi F, et al. Long-term oral L-arginine administration improves peripheral and hepatic insulin sensitivity in type 2 diabetic patients. Diabetes Care. 2001 May;24(5):875–80.
36. Lucotti P, Setola E, Monti LD, Galluccio E, Costa S, Sandoli EP, et al. Beneficial effects of a long-term oral l -arginine treatment added to a hypocaloric diet and exercise training program in obese, insulin-resistant type 2 diabetic patients. Am J Physiol Metab. 2006 Nov;291(5):E906–12.
37. Böger RH. L-Arginine therapy in cardiovascular pathologies: beneficial or dangerous? Curr Opin Clin Nutr Metab Care. 2008 Jan;11(1):55–61.
38. Schwedhelm E, Maas R, Freese R, Jung D, Lukacs Z, Jambrecina A, et al. Pharmacokinetic and pharmacodynamic properties of oral L-citrulline and L-arginine: impact on nitric oxide metabolism. Br J Clin Pharmacol. 2008 Jan;65(1):51–9.
39. Zhu Q, Yue X, Tian Q-Y, Saren G, Wu M-H, Zhang Y, et al. Effect of L-arginine supplementation on blood pressure in pregnant women: a meta-analysis of placebo-controlled trials. Hypertens Pregnancy. 2013 Feb 7;32(1):32–41.
40. Dong J-Y, Qin L-Q, Zhang Z, Zhao Y, Wang J, Arigoni F, et al. Effect of oral L-arginine supplementation on blood pressure: a meta-analysis of randomized, double-blind, placebo-controlled trials. Am Heart J. 2011 Dec 1;162(6):959–65.
41. Sun T, Zhou W, Luo X, Tang Y, Shi H. Oral L-arginine supplementation in acute myocardial infarction therapy: a meta-analysis of randomized controlled trials. Clin Cardiol. 2009 Nov 1;32(11):649–52.
42. Shao A, Hathcock JN. Risk assessment for the amino acids taurine, l-glutamine and l-arginine. Regul Toxicol Pharmacol. 2008 Apr;50(3):376–99.
43. Silk DB, Grimble GK, Rees RG. Protein digestion and amino acid and peptide absorption. Proc Nutr Soc. 1985 Feb;44(1):63–72.
44. Núcleo de estudos e pesquisas em alimentação - NEPA. Tabela Brasileira de Composicao de Alimentos - TACO 4 Edicao Ampliada e Revisada. 2011. 161 p.
45. Lista de Alimentos Ricos em Arginina [Internet]. [cited 2018 Jan 25]. Available from: https://www.i-legumes.net/beneficios-saude/lista-de-alimentos-ricos-em-arginina/
46. Arginina | Tabela de Composição Química dos Alimentos [Internet]. [cited 2018 Jan 25]. Available from: http://tabnut.dis.epm.br/nutriente

47. Kaore SN, Amane HS, Kaore NM. Citrulline: pharmacological perspectives and its role as an emerging biomarker in future. Fundam Clin Pharmacol. 2013 Feb;27(1):35–50.
48. Curis E, Nicolis I, Moinard C, Osowska S, Zerrouk N, Bénazeth S, et al. Almost all about citrulline in mammals. Vol. 29, Amino Acids. 2005. p. 177–205.
49. Morris SM. Regulation of enzymes of the urea cycle and arginine metabolism. Annu Rev Nutr. 2002 Jul;22(1):87–105.
50. Fike CD, Summar M, Aschner JL. L-citrulline provides a novel strategy for treating chronic pulmonary hypertension in newborn infants. Acta Paediatr. 2014 Oct;103(10):1019–26.
51. Rougé C, Des Robert C, Robins A, Le Bacquer O, Volteau C, De La Cochetière M-F, et al. Manipulation of citrulline availability in humans. Am J Physiol Liver Physiol. 2007 Nov;293(5):G1061–7.
52. Ligthart-Melis GC, Vermeulen MAR, van Leeuwen PAM, Deutz NEP, Marini JC, Didelija IC, et al. Glutamine: precursor or nitrogen donor for citrulline synthesis? 2010;299.
53. Crenn P, Messing B, Cynober L. Citrulline as a biomarker of intestinal failure due to enterocyte mass reduction. Clin Nutr. 2008 Jun;27(3):328–39.
54. Lau T, Owen W, Yu YM, Noviski N, Lyons J, Zurakowski D, et al. Arginine, citrulline, and nitric oxide metabolism in end-stage renal disease patients. J Clin Invest. 2000 May;105(9):1217–25.
55. Hansmannel F, Sillaire A, Kamboh MI, Lendon C, Pasquier F, Hannequin D, et al. Is the urea cycle involved in Alzheimer's disease? J Alzheimers Dis. 2010;21(3):1013–21.
56. Romero MJ, Platt DH, Caldwell RB, Caldwell RW. Therapeutic use of citrulline in cardiovascular disease. Cardiovasc Drug Rev. 2006 Sep;24(3-4):275–90.
57. Heyland D, Dhaliwal R, Drover J, Gramlich L, Dodek P, Canadian Critical Care Clinical Practice Guidelines Committee. Canadian clinical practice guidelines for nutrition support in mechanically ventilated, critically ill adult patients. J Parenter Enter Nutr. 2003 Sep 25;27(5):355–73.
58. Breuillard C, Cynober L, Moinard C. Citrulline and nitrogen homeostasis: an overview. Amino Acids. 2015 Apr 13;47(4):685–91.
59. Windmueller HG, Spaeth AE. Source and fate of circulating citrulline. Am J Physiol Metab. 1981 Dec;241(6):E473–80.
60. Marini JC. Interrelationships between glutamine and citrulline metabolism. Curr Opin Clin Nutr Metab Care. 2016 Jan;19(1):62–6.
61. Castillo L, DeRojas TC, Chapman TE, Vogt J, Burke JF, Tannenbaum SR, et al. Splanchnic metabolism of dietary arginine in relation to nitric oxide synthesis in normal adult man. Proc Natl Acad Sci U S A. 1993 Jan 1;90(1):193–7.
62. Wu G, Davis PK, Flynn NE, Knabe DA, Davidson JT. Endogenous

synthesis of arginine plays an important role in maintaining arginine homeostasis in postweaning growing pigs. J Nutr. 1997 Dec;127(12):2342–9.
63. Tomlinson C, Rafii M, Ball RO, Pencharz PB. Arginine can be synthesized from enteral proline in healthy adult humans. J Nutr. 2011 Aug 1;141(8):1432–6.
64. Wu G, Morris SM. Arginine metabolism: nitric oxide and beyond. Biochem J. 1998 Nov 15;336 (Pt 1):1–17.
65. Marini JC, Didelija IC, Fiorotto ML. Extrarenal citrulline disposal in mice with impaired renal function. Am J Physiol Ren Physiol. 2014 Sep 15;307(6):F660-5.
66. van de Poll MCG, Soeters PB, Deutz NEP, Fearon KCH, Dejong CHC. Renal metabolism of amino acids: its role in interorgan amino acid exchange. Am J Clin Nutr. 2004 Feb;79(2):185–97.
67. Blum A, Hathaway L, Mincemoyer R, Schenke WH, Kirby M, Csako G, et al. Effects of oral L-arginine on endothelium-dependent vasodilation and markers of inflammation in healthy postmenopausal women. J Am Coll Cardiol. 2000 Feb;35(2):271–6.
68. Walker HA, McGing E, Fisher I, Böger RH, Bode-Böger SM, Jackson G, et al. Endothelium-dependent vasodilation is independent of the plasma L-arginine/ADMA ratio in men with stable angina: lack of effect of oral L-arginine on endothelial function, oxidative stress and exercise performance. J Am Coll Cardiol. 2001 Aug;38(2):499–505.
69. Jabecka A, Ast J, Bogdaski P, Drozdowski M, Pawlak-Lemaska K, Cielewicz AR, et al. Oral L-arginine supplementation in patients with mild arterial hypertension and its effect on plasma level of asymmetric dimethylarginine, L-citruline, L-arginine and antioxidant status. Eur Rev Med Pharmacol Sci. 2012 Nov;16(12):1665–74.
70. Moinard C, Nicolis I, Neveux N, Darquy S, Bénazeth S, Cynober L. Dose-ranging effects of citrulline administration on plasma amino acids and hormonal patterns in healthy subjects: the citrudose pharmacokinetic study. Br J Nutr. 2008 Apr 22;99(04):855–62.
71. Grimble GK. Adverse gastrointestinal effects of arginine and related amino acids. J Nutr. 2007 Jun;137(6 Suppl 2):1693S–1701S.
72. Ochiai M, Hayashi T, Morita M, Ina K, Maeda M, Watanabe F, et al. Short-term effects of L-citrulline supplementation on arterial stiffness in middle-aged men. Int J Cardiol. 2012 Mar 8;155(2):257–61.
73. Figueroa A, Wong A, Hooshmand S, Sanchez-Gonzalez MA. Effects of watermelon supplementation on arterial stiffness and wave reflection amplitude in postmenopausal women. Menopause. 2013 May;20(5):573–7.
74. Figueroa A, Trivino JA, Sanchez-Gonzalez MA, Vicil F. Oral L-citrulline supplementation attenuates blood pressure response to cold pressor test in young men. Am J Hypertens. 2010 Jan 1;23(1):12–6.
75. Figueroa A, Wong A, Kalfon R. Effects of watermelon supplementation on

aortic hemodynamic responses to the cold pressor testin obese hypertensive adults. Am J Hypertens. 2014 Jul 1;27(7):899–906.
76. Massa NML, Silva AS, Toscano LT, Silva JD gomes R, Persuhn DC, Gonçalves MDCR. Watermelon extract reduces blood pressure but does not change sympathovagal balance in prehypertensive and hypertensive subjects. Blood Press. 2016 Jul 3;25(4):244–8.
77. Rimando AM, Perkins-Veazie PM. Determination of citrulline in watermelon rind. J Chromatogr A. 2005 Jun 17;1078(1–2):196–200.
78. Davis AR, Webber Iii CL, Fish WW, Watkins W, Wehner TC, King S, et al. L-Citrulline levels in watermelon cultigens tested in two environments. HORTSCIENCE. 2011;46(12):1572–5.
79. Weitzberg E, Hezel M, Lundberg JO. Nitrate-nitrite-nitric oxide pathway: implications for anesthesiology and intensive care. Anesthesiology. 2010 Dec 1;113(6):1460–75.
80. Grupo de Pesquisa em Educação Química. Interações e Transformações IV : Química e a sobrevivência : hidrosfera - fonte de materiais : química ensino médio - livro do aluno. EDUSP; 2005. 195 p.
81. Bedale W, Sindelar JJ, Milkowski AL. Dietary nitrate and nitrite: benefits, risks, and evolving perceptions. Meat Sci. 2016 Oct 1;120:85–92.
82. Song P, Wu L, Guan W. Dietary nitrates, nitrites, and nitrosamines intake and the risk of gastric cancer: a meta-analysis. Nutrients. 2015 Dec 1;7(12):9872–95.
83. Wang W, Fan Y, Xiong G, Wu J. Nitrate in drinking water and bladder cancer: a meta-analysis. J Huazhong Univ Sci Technol [Medical Sci. 2012 Dec 28;32(6):912–8.
84. Bahadoran Z, Mirmiran P, Ghasemi A, Kabir A, Azizi F, Hadaegh F. Is dietary nitrate/nitrite exposure a risk factor for development of thyroid abnormality? A systematic review and meta-analysis. Nitric Oxide. 2015 May 1;47:65–76.
85. Brasil. Portaria nº 1004 de 11 de dezembro de 1998. Anvisa SVS/MS - Ministério da Saúde Secr Vigilância Sanitárua [Internet]. 1998 [cited 2018 Feb 3]; Available from: http://portal.anvisa.gov.br/documents/33916/391619/Portaria+nº+1004%2C+de+11+de+dezembro+de+1998.pdf/41e1bc8f-b276-4022-9afb-ff0bb3c12c0c
86. Gilchrist M, Winyard PG, Benjamin N. Dietary nitrate – good or bad? Nitric Oxide. 2010 Feb 15;22(2):104–9.
87. Lundberg JO, Weitzberg E, Gladwin MT. The nitrate–nitrite–nitric oxide pathway in physiology and therapeutics. Nat Rev Drug Discov. 2008 Feb;7(2):156–67.
88. Coles LT, Clifton PM. Effect of beetroot juice on lowering blood pressure in free-living, disease-free adults: a randomized, placebo-controlled trial. Nutr J. 2012 Dec 11;11(1):106.

89. Vanhatalo A, Bailey SJ, Blackwell JR, DiMenna FJ, Pavey TG, Wilkerson DP, et al. Acute and chronic effects of dietary nitrate supplementation on blood pressure and the physiological responses to moderate-intensity and incremental exercise. Am J Physiol Integr Comp Physiol. 2010 Oct;299(4):R1121–31.
90. Webb AJ, Patel N, Loukogeorgakis S, Okorie M, Aboud Z, Misra S, et al. Acute blood pressure lowering, vasoprotective, and antiplatelet properties of dietary nitrate via bioconversion to nitrite. Hypertension. 2008 Mar 1;51(3):784–90.
91. Singh B, Singh Hathan B. Chemical composition, functional properties and processing of beetroot: a review. Int J Sci Eng Res. 2014;5(1).
92. Affourtit C, Bailey SJ, Jones AM, Smallwood MJ, Winyard PG. On the mechanism by which dietary nitrate improves human skeletal muscle function. Vol. 6, Frontiers in Physiology. 2015. p. 211.
93. Gilchrist M, Winyard PG, Aizawa K, Anning C, Shore A, Benjamin N. Effect of dietary nitrate on blood pressure, endothelial function, and insulin sensitivity in type 2 diabetes. Free Radic Biol Med. 2013 Jul;60:89–97.
94. Kapil V, Khambata RS, Robertson A, Caulfield MJ, Ahluwalia A. Dietary nitrate provides sustained blood pressure lowering in hypertensive patients: a randomized, phase 2, double-blind, placebo-controlled study. Hypertension. 2015 Feb 1;65(2):320–7.
95. Siervo M, Lara J, Ogbonmwan I, Mathers JC. Inorganic nitrate and beetroot juice supplementation reduces blood pressure in adults: a systematic review and meta-analysis. J Nutr. 2013 Jun 1;143(6):818–26.
96. Bahadoran Z, Mirmiran P, Kabir A, Azizi F, Ghasemi A. The nitrate-independent blood pressure–lowering effect of beetroot juice: a systematic review and meta-analysis. Adv Nutr. 2017 Nov 1;8(6):830–8.
97. Ashor AW, Lara J, Siervo M. Medium-term effects of dietary nitrate supplementation on systolic and diastolic blood pressure in adults. J Hypertens. 2017 Jul;35(7):1353–9.
98. Shiva S, Wang X, Ringwood LA, Xu X, Yuditskaya S, Annavajjhala V, et al. Ceruloplasmin is a NO oxidase and nitrite synthase that determines endocrine NO homeostasis. Nat Chem Biol. 2006 Sep 13;2(9):486–93.
99. Bailey JC, Feelisch M, Horowitz JD, Frenneaux MP, Madhani M. Pharmacology and therapeutic role of inorganic nitrite and nitrate in vasodilatation. Pharmacol Ther. 2014;144(3):303–20.
100. Lundberg JO, Gladwin MT, Ahluwalia A, Benjamin N, Bryan NS, Butler A, et al. Nitrate and nitrite in biology, nutrition and therapeutics. Nat Chem Biol. 2009 Dec;5(12):865–9.
101. Webb A, Bond R, McLean P, Uppal R, Benjamin N, Ahluwalia A. Reduction of nitrite to nitric oxide during ischemia protects against myocardial ischemia-reperfusion damage. Proc Natl Acad Sci U S A. 2004 Sep 14;101(37):13683–8.
102. Duranski MR, Greer JJM, Dejam A, Jaganmohan S, Hogg N, Langston

W, et al. Cytoprotective effects of nitrite during in vivo ischemia-reperfusion of the heart and liver. J Clin Invest. 2005 May 2;115(5):1232–40.

103. Dezfulian C, Raat N, Shiva S, Gladwin MT. Role of the anion nitrite in ischemia-reperfusion cytoprotection and therapeutics. Cardiovasc Res. 2007 Jul 15;75(2):327–38.

104. Park JW, Piknova B, Huang PL, Noguchi CT, Schechter AN. Effect of blood nitrite and nitrate levels on murine platelet function. Zirlik A, editor. PLoS One. 2013 Feb 1;8(2):e55699.

105. Velmurugan S, Kapil V, Ghosh SM, Davies S, McKnight A, Aboud Z, et al. Antiplatelet effects of dietary nitrate in healthy volunteers: involvement of cGMP and influence of sex. Free Radic Biol Med. 2013 Dec;65:1521–32.

106. Srihirun S, Sriwantana T, Unchern S, Kittikool D, Noulsri E, Pattanapanyasat K, et al. Platelet inhibition by nitrite Is dependent on erythrocytes and deoxygenation. Tjwa M, editor. PLoS One. 2012 Jan 20;7(1):e30380.

107. Corti P, Tejero J, Gladwin MT. Evidence mounts that red cells and deoxyhemoglobin can reduce nitrite to bioactive NO to mediate intravascular endocrine NO signaling: commentary on "Anti-platelet effects of dietary nitrate in healthy volunteers: involvement of cGMP and influence of sex." Free Radic Biol Med. 2013 Dec;65:1518–20.

108. Sparacino-Watkins CE, Lai Y-C, Gladwin MT. Nitrate-nitrite-nitric oxide pathway in pulmonary arterial hypertension therapeutics. Circulation. 2012 Jun 12;125(23):2824–6.

109. Bueno M, Wang J, Mora AL, Gladwin MT. Nitrite signaling in pulmonary hypertension: mechanisms of bioactivation, signaling, and therapeutics. Antioxid Redox Signal. 2013 May 10;18(14):1797–809.

110. Baliga RS, Milsom AB, Ghosh SM, Trinder SL, Macallister RJ, Ahluwalia A, et al. Dietary nitrate ameliorates pulmonary hypertension: cytoprotective role for endothelial nitric oxide synthase and xanthine oxidoreductase. Circulation. 2012 Jun 12;125(23):2922–32.

111. Alsop P, Hauton D. Oral nitrate and citrulline decrease blood pressure and increase vascular conductance in young adults: a potential therapy for heart failure. Eur J Appl Physiol. 2016 Sep;116(9):1651–61.

112. Maher AR, Arif S, Madhani M, Abozguia K, Ahmed I, Fernandez BO, et al. Impact of chronic congestive heart failure on pharmacokinetics and vasomotor effects of infused nitrite. Br J Pharmacol. 2013 Jun;169(3):659–70.

113. Hoon MW, Johnson NA, Chapman PG, Burke LM. The effect of nitrate supplementation on exercise performance in healthy individuals: a systematic review and meta-analysis. Int J Sport Nutr Exerc Metab. 2013 Oct;23(5):522–32.

114. Pluta RM, Oldfield EH, Bakhtian KD, Fathi AR, Smith RK, DeVroom HL, et al. Safety and feasibility of long-term intravenous sodium nitrite infusion in healthy volunteers. Uversky VN, editor. PLoS One. 2011 Jan 10;6(1):e14504.

115. Mensinga TT, Speijers GJ, Meulenbelt J. Health implications of exposure to environmental nitrogenous compounds. Toxicol Rev. 2003;22(1):41–51.
116. Gangolli SD, van den Brandt PA, Feron VJ, Janzowsky C, Koeman JH, Speijers GJ, et al. Nitrate, nitrite and N-nitroso compounds. Eur J Pharmacol. 1994 Nov 1;292(1):1–38.
117. Petersen A, Stoltze S. Nitrate and nitrite in vegetables on the Danish market: content and intake. Food Addit Contam. 1999 Jul 10;16(7):291–9.
118. Kreutz D, Weizenmann M, Maciel M, Souza C. Avaliação das concentrações de nitrato e nitrito em hortaliças produzidas em cultivos convencional e orgânico na região do Vale do Taquari – RS. UNOPAR Cient Ciênc Biol Saúde. 2012;14(2):105–10.
119. Tamme T, Reinik M, Roasto M, Juhkam K, Tenno T, Kiis A. Nitrates and nitrites in vegetables and vegetable-based products and their intakes by the Estonian population. Food Addit Contam. 2006 Apr;23(4):355–61.
120. Hord NG, Tang Y, Bryan NS. Food sources of nitrates and nitrites: the physiologic context for potential health benefits. Am J Clin Nutr. 2009 Jul 1;90(1):1–10.
121. van Velzen AG, Sips AJAM, Schothorst RC, Lambers AC, Meulenbelt J. The oral bioavailability of nitrate from nitrate-rich vegetables in humans. Toxicol Lett. 2008 Oct 1;181(3):177–81.
122. Loureiro L, dos Santos G. Nitrato: suplementação, fontes dietéticas e efeitos na performance. Brazilian J Funct Nutr. 2017;(71):7–16.
123. Houston M. Nutrition and nutraceutical supplements for the treatment of hypertension: part II. J Clin Hypertens. 2013 Nov 1;15(11):845–51.
124. Houston MC. The role of nutrition, nutraceuticals, vitamins, antioxidants, and minerals in the prevention and treatment of hypertension. Altern Ther Health Med. 2013;19 Suppl 1:32–49.
125. Frei B, England L, Ames BN. Ascorbate is an outstanding antioxidant in human blood plasma. Proc Natl Acad Sci U S A. 1989 Aug;86(16):6377–81.
126. Jackson TS, Xu A, Vita JA, Keaney JF. Ascorbate prevents the interaction of superoxide and nitric oxide only at very high physiological concentrations. Circ Res. 1998 Nov 2;83(9):916–22.
127. Hoogerwerf A, Hoitink AWJH. The influence of vitamin C administration on the mechanical efficiency of the human organism. Int Zeitschrift fur Angew Physiol Einschl Arbeitsphysiologie. 1963;20(2):164–72.
128. Juraschek SP, Guallar E, Appel LJ, Miller ER, III. Effects of vitamin C supplementation on blood pressure: a meta-analysis of randomized controlled trials. Am J Clin Nutr. 2012 May;95(5):1079–88.
129. Moran JP, Cohen L, Greene JM, Xu G, Feldman EB, Hames CG, et al. Plasma ascorbic acid concentrations relate inversely to blood pressure in human subjects. Am J Clin Nutr. 1993 Feb;57(2):213–7.
130. McCarron DA, Morris CD, Henry HJ, Stanton JL. Blood pressure and nutrient intake in the United States. Science. 1984 Jun 29;224(4656):1392–8.

131. Ross AC. Modern nutrition in health and disease. 11th ed. Philadelfia: Wolters Kluwer Health/Lippincott Williams & Wilkins; 2014. 1616 p.
132. Ness AR, Khaw KT, Bingham S, Day NE. Vitamin C status and blood pressure. J Hypertens. 1996 Apr;14(4):503–8.
133. Duffy SJ, Gokce N, Holbrook M, Huang A, Frei B, Keaney JF, et al. Treatment of hypertension with ascorbic acid. Lancet. 1999 Dec 11;354(9195):2048–9.
134. Mahajan AS, Babbar R, Kansal N, Agarwal SK, Ray PC. Antihypertensive and antioxidant action of amlodipine and vitamin C in patients of essential hypertension. J Clin Biochem Nutr. 2007 Mar;40(2):141–7.
135. Leclerc PC, Proulx CD, Arguin G, Belanger S, Gobeil F, Escher E, et al. Ascorbic acid decreases the binding affinity of the AT1 receptor for Angiotensin II. Am J Hypertens. 2008 Jan 1;21(1):67–71.
136. Sato K, Dohi Y, Kojima M. Effects of ascorbic acid on ambulatory blood pressure in elderly patients with refractory hypertension. Arzneimittelforschung. 2006 Dec 22;56(7):535–40.
137. McRae MP. Is vitamin C an effective antihypertensive supplement? a review and analysis of the literature. J Chiropr Med. 2006 Jun;5(2):60–4.
138. Traber MG, Stevens JF. Vitamins C and E: beneficial effects from a mechanistic perspective. Free Radic Biol Med. 2011 Sep 1;51(5):1000–13.
139. Johnston CS. Biomarkers for establishing a tolerable upper intake level for vitamin C. Nutr Rev. 1999 Mar;57(3):71–7.
140. Hands ES. Nutrients in food. 1st ed. Philadelphia: Lippincott Williams & Wilkins; 2000. 315 p.
141. Dusso AS. Update on the biologic role of the vitamin D endocrine system. Curr Vasc Pharmacol. 2014 Mar;12(2):272–7.
142. Borel P, Caillaud D, Cano NJ. Vitamin D bioavailability: state of the art. Crit Rev Food Sci Nutr. 2015 Jul 29;55(9):1193–205.
143. Bouillon R, Okamura WH, Norman AW, Bouillon R. Structure-Function Relationships in the Vitamin D Endocrine System. Endocr Rev. 1995 Apr 1;16(2):200–57.
144. Chen S, Sun Y, Agrawal DK. Vitamin D deficiency and essential hypertension. J Am Soc Hypertens. 2015 Nov;9(11):885–901.
145. Kienreich K, Tomaschitz A, Verheyen N, Pieber TR, Pilz S. Vitamin D and arterial hypertension: treat the deficiency! Am J Hypertens. 2013 Feb 1;26(2):158–158.
146. Pfeifer M, Begerow B, Minne HW, Nachtigall D, Hansen C. Effects of a short-term vitamin D (3) calcium supplementation on blood pressure and parathyroid hormone levels in elderly women. J Clin Endocrinol Metab. 2001 Mar;86(4):1633–7.
147. Motiwala SR, Wang TJ. Vitamin D and cardiovascular disease. Curr Opin Nephrol Hypertens. 2011 Jul;20(4):345–53.
148. Tamez H, Kalim S, Thadhani RI. Does vitamin D modulate blood

pressure? Curr Opin Nephrol Hypertens. 2013 Mar;22(2):204–9.
149. Pittas AG, Chung M, Trikalinos T, Mitri J, Brendel M, Patel K, et al. Systematic review: vitamin D and cardiometabolic outcomes. Ann Intern Med. 2010 Mar 2;152(5):307.
150. Wang L, Ma J, Manson JE, Buring JE, Gaziano JM, Sesso HD. A prospective study of plasma vitamin D metabolites, vitamin D receptor gene polymorphisms, and risk of hypertension in men. Eur J Nutr. 2013 Oct 21;52(7):1771–9.
151. Tripkovic L, Lambert H, Hart K, Smith CP, Bucca G, Penson S, et al. Comparison of vitamin D2 and vitamin D3 supplementation in raising serum 25-hydroxyvitamin D status: a systematic review and meta-analysis. Am J Clin Nutr. 2012 Jun 1;95(6):1357–64.
152. Vimaleswaran KS, Cavadino A, Berry DJ, Jorde R, Dieffenbach AK, Lu C, et al. Association of vitamin D status with arterial blood pressure and hypertension risk: a mendelian randomisation study. Lancet Diabetes Endocrinol. 2014 Sep;2(9):719–29.
153. Waitzberg DL. Nutrição Enteral e Parenteral na Prática Clinica. 3rd ed. Rio de Janeiro: Atheneu; 2006. 1860 p.
154. Nemer A, Neves J, Ferreira J. Manual de solicitaçao e interpretaçao de exames: laboratoriais. 1st ed. São Paulo: REVINTER; 2010. 120 p.
155. Gumz ML, Rabinowitz L, Wingo CS. An integrated view of potassium homeostasis. N Engl J Med. 2015 Jul 2;373(1):60–72.
156. Strohm D, Ellinger S, Leschik-Bonnet E, Maretzke F, Heseker H, German Nutrition Society (DGE). Revised reference values for potassium intake. Ann Nutr Metab. 2017;71(1–2):118–24.
157. Goyal A, Spertus JA, Gosch K, Venkitachalam L, Jones PG, Van den Berghe G, et al. Serum potassium levels and mortality in acute myocardial infarction. JAMA. 2012 Jan 11;307(2):157.
158. Torlen K, Kalantar-Zadeh K, Molnar MZ, Vashistha T, Mehrotra R. Serum potassium and cause-specific mortality in a large peritoneal dialysis cohort. Clin J Am Soc Nephrol. 2012 Aug 1;7(8):1272–84.
159. Weiner ID. Endocrine and hypertensive disorders of potassium regulation: primary aldosteronism. Semin Nephrol. 2013 May;33(3):265–76.
160. Smyth A, Dunkler D, Gao P, Teo KK, Yusuf S, O'Donnell MJ, et al. The relationship between estimated sodium and potassium excretion and subsequent renal outcomes. Kidney Int. 2014 Dec;86(6):1205–12.
161. Terker AS, Zhang C, McCormick JA, Lazelle RA, Zhang C, Meermeier NP, et al. Potassium modulates electrolyte balance and blood pressure through effects on distal cell voltage and chloride. Cell Metab. 2015 Jan 6;21(1):39–50.
162. Adrogué HJ, Madias NE. The impact of sodium and potassium on hypertension risk. Semin Nephrol. 2014 May;34(3):257–72.
163. Weaver CM. Potassium and health. Adv Nutr. 2013 May 1;4(3):368S–77S.
164. Houston MC. The importance of potassium in managing hypertension.

Curr Hypertens Rep. 2011 Aug 15;13(4):309–17.
165. Cuppari L, Bazanelli A. Funções plenamente reconhecidas de nutrientes: potássio. In: Série de Publicações ILSI Brasil. São Paulo: International Life Sciences Institute of Brazil; 2010. p. 16.
166. Wang W. Regulation of renal K transport by dietary K intake. Annu Rev Physiol. 2004 Mar 11;66(1):547–69.
167. McDonough AA, Youn JH. Role of muscle in regulating extracellular [K+]. Semin Nephrol. 2005 Sep 1;25(5):335–42.
168. Gu D, He J, Wu X, Duan X, Whelton PK. Effect of potassium supplementation on blood pressure in chinese: a randomized, placebo-controlled trial. J Hypertens. 2001 Jul;19(7):1325–31.
169. Aburto NJ, Hanson S, Gutierrez H, Hooper L, Elliott P, Cappuccio FP. Effect of increased potassium intake on cardiovascular risk factors and disease: systematic review and meta-analyses. BMJ. 2013 Apr 3;346:f1378.
170. Poorolajal J, Zeraati F, Soltanian AR, Sheikh V, Hooshmand E, Maleki A. Oral potassium supplementation for management of essential hypertension: a meta-analysis of randomized controlled trials. Li Y, editor. PLoS One. 2017 Apr 18;12(4):e0174967.
171. Filippini T, Violi F, D'Amico R, Vinceti M. The effect of potassium supplementation on blood pressure in hypertensive subjects: a systematic review and meta-analysis. Int J Cardiol. 2017 Mar 1;230:127–35.
172. Whelton PK. Sodium, potassium, blood pressure, and cardiovascular disease in humans. Curr Hypertens Rep. 2014 Aug 13;16(8):465.
173. Cuppari L. Guia de Medicina Ambulatorial e Hospitalar Nutrição clínica no Adulto. 3rd ed. São Paulo: Manole , UNIFESP. Rio de Janeiro: Manole; 2014. 578 p.
174. Volpe SL. Magnesium in disease prevention and overall health. Adv Nutr. 2013 May 1;4(3):378S–83S.
175. Takaya J, Higashino H, Kobayashi Y. Intracellular magnesium and insulin resistance. Magnes Res. 2004 Jun;17(2):126–36.
176. Chubanov V, Gudermann T, Schlingmann KP. Essential role for TRPM6 in epithelial magnesium transport and body magnesium homeostasis. Pflügers Arch - Eur J Physiol. 2005 Oct 17;451(1):228–34.
177. Bohl CH, Volpe SL. Magnesium and exercise. Crit Rev Food Sci Nutr. 2002 Nov;42(6):533–63.
178. Newhouse IJ, Finstad EW. The effects of magnesium supplementation on exercise performance. Clin J Sport Med. 2000 Jul;10(3):195–200.
179. McCarty MF. Magnesium may mediate the favorable impact of whole grains on insulin sensitivity by acting as a mild calcium antagonist. Med Hypotheses. 2005 Jan;64(3):619–27.
180. Lopez-Ridaura R, Willett WC, Rimm EB, Liu S, Stampfer MJ, Manson JE, et al. Magnesium intake and risk of type 2 diabetes in men and women. Diabetes Care. 2004 Jan;27(1):134–40.

181. Guerrero-Romero F, Rodríguez-Morán M. Low serum magnesium levels and metabolic syndrome. Acta Diabetol. 2002 Dec 1;39(4):209–13.
182. Elin RJ. Magnesium: the fifth but forgotten electrolyte. Am J Clin Pathol. 1994 Nov;102(5):616–22.
183. Paolisso G, Barbagallo M. Hypertension, diabetes mellitus, and insulin resistance: the role of intracellular magnesium. Am J Hypertens. 1997 Mar;10(3):346–55.
184. Barbagallo M, Dominguez LJ, Galioto A, Ferlisi A, Cani C, Malfa L, et al. Role of magnesium in insulin action, diabetes and cardio-metabolic syndrome X. Vol. 24, Molecular Aspects of Medicine. 2003. p. 39–52.
185. He K, Liu K, Daviglus ML, Morris SJ, Loria CM, Van Horn L, et al. Magnesium intake and incidence of metabolic syndrome among young adults. Circulation. 2006 Apr 4;113(13):1675–82.
186. Murakami K, Okubo H, Sasaki S. Effect of dietary factors on incidence of type 2 diabetes: a systematic review of cohort studies. J Nutr Sci Vitaminol (Tokyo). 2005 Aug;51(4):292–310.
187. Guerrero-Romero F, Rodríguez-Morán M. Hypomagnesemia is linked to low serum HDL-cholesterol irrespective of serum glucose values. J Diabetes Complications. 2000;14(5):272–6.
188. Soltani N, Keshavarz M, Minaii B, Mirershadi F, Asl SZ, Dehpour AR. Effects of administration of oral magnesium on plasma glucose and pathological changes in the aorta and pancreas of diabetic rats. Clin Exp Pharmacol Physiol. 2005 Aug;32(8):604–10.
189. Abbasi I, Salim-ul-Haque, Kausar MW, Karira KA, Zubaris NA. Correlation of divalent cat ions (Ca++, Mg++) and serum renin in pateints of essential hypertension. J Pak Med Assoc. 2012 Feb;62(2):134–8.
190. Reed BN, Zhang S, Marron JS, Montague D. Comparison of intravenous and oral magnesium replacement in hospitalized patients with cardiovascular disease. Am J Heal Pharm. 2012 Jul 15;69(14):1212–7.
191. Kupetsky-Rincon EA, Uitto J. Magnesium: novel applications in cardiovascular disease--a review of the literature. Ann Nutr Metab. 2012;61(2):102–10.
192. Kanbay M, Yilmaz MI, Apetrii M, Saglam M, Yaman H, Unal HU, et al. Relationship between serum magnesium levels and cardiovascular events in chronic kidney disease patients. Am J Nephrol. 2012;36(3):228–37.
193. Jahnen-Dechent W, Ketteler M. Magnesium basics. Clin Kidney J. 2012 Feb 1;5(Suppl 1):i3–14.
194. Graham LA, Caesar JJ, Burgen AS. Gastrointestinal absorption and excretion of Mg 28 in man. Metabolism. 1960 Jul;9:646–59.
195. Gröber U, Schmidt J, Kisters K. Magnesium in prevention and therapy. Nutrients. 2015 Sep 23;7(9):8199–226.
196. Swaminathan R. Magnesium metabolism and its disorders. Clin Biochem Rev. 2003 May;24(2):47–66.

197. Saris NE, Mervaala E, Karppanen H, Khawaja JA, Lewenstam A. Magnesium. An update on physiological, clinical and analytical aspects. Clin Chim Acta. 2000 Apr;294(1–2):1–26.
198. Anast CS, Winnacker JL, Forte LR, Burns TW. Impaired release of parathyroid hormone in magnesium deficiency. J Clin Endocrinol Metab. 1976 Apr;42(4):707–16.
199. de Baaij JHF, Hoenderop JGJ, Bindels RJM. Regulation of magnesium balance: lessons learned from human genetic disease. Clin Kidney J. 2012 Feb 1;5(Suppl 1):i15–24.
200. Seo JW, Park TJ. Magnesium metabolism. Electrolyte Blood Press. 2008 Dec;6(2):86–95.
201. Laurant P, Touyz RM. Physiological and pathophysiological role of magnesium in the cardiovascular system: implications in hypertension. J Hypertens. 2000 Sep;18(9):1177–91.
202. Houston M. The role of magnesium in hypertension and cardiovascular disease. J Clin Hypertens. 2011 Nov;13(11):843–7.
203. Song Y, Liu S. Magnesium for cardiovascular health: time for intervention. Am J Clin Nutr. 2012 Feb 1;95(2):269–70.
204. Cunha AR, Umbelino B, Correia ML, Neves MF. Magnesium and vascular changes in hypertension. Int J Hypertens. 2012;2012:1–7.
205. Kass LS, Poeira F. The effect of acute vs chronic magnesium supplementation on exercise and recovery on resistance exercise, blood pressure and total peripheral resistance on normotensive adults. J Int Soc Sports Nutr. 2015 Dec 24;12(1):19.
206. Institute of Medicine US, Standing Committee on the Scientific Evalution of Dietary References Intakes. Dietary Reference Intakes for Calcium, Phosphorus, Magnesium, Vitamin D, and Fluoride [Internet]. Washington, D.C.: National Academies Press; 1997 [cited 2018 Feb 13]. Available from: http://www.nap.edu/catalog/5776
207. Fawcett WJ, Haxby EJ, Male DA. Magnesium: physiology and pharmacology. Br J Anaesth. 1999 Aug;83(2):302–20.

OUTROS NUTRIENTES COM INDÍCIOS DE POTENCIAL INTERFERÊNCIA NO CONTROLE DA PRESSÃO ARTERIAL

Os nutracêuticos e alimentos funcionais que serão apresentados possuem suas propriedades para os efeitos que propõem a promoção da saúde ou a prevenção da HAS. Nos últimos anos, muitos esforços têm como objetivo avaliar a eficácia nutricional e a segurança, mas esses fatores são difíceis de abordar devido às complexas composições químicas e ao múltiplo modo de ação. Na área do controle da PA esses nutracêuticos ainda necessitam de mais estudos para definição de dose-resposta, risco a toxicidade (quando utilizado o princípio ativo e não o alimento) e mecanismos esclarecidos de ação.

Por exemplo, mais de 4000 flavonoides naturais foram identificados em substâncias tão diversas como frutas, vegetais, vinho tinto, chá, cacau e soja [1]. Flavonoides (flavonóis, flavonas e isoflavonas) são potentes eliminadores de radicais livres que inibem a peroxidação lipídica, previnem a aterosclerose, promovem o relaxamento vascular, apresentado efeitos anti-hipertensivos [1,2].

Por isso, os nutracêuticos selecionados abaixo podem ser utilizados como complemento terapêutico ao controle de PA principalmente na forma de alimento funcional (alho, vinho, uva, leites e derivados fermentados), pois apresenta amplo benefício nutricional que extrapola apenas os efeitos hipotensores.

4.1 Resveratrol e polifenóis do vinho

O Resveratrol (trans-3,5,4'-tri-hidroxiestilbeno) é um polifenol, potente antioxidante e com possíveis efeitos anti-hipertensivos encontrado principalmente na pele de uvas vermelhas e vinho tinto [3].

O vinho é usado desde o início da civilização humana e apesar de parecer apresentar muitos benefícios para a saúde, ainda há muita discussão sobre as propriedades reais de seus componentes e suas ações em células e interações moleculares, uma grande parte dessas questões permeiam a linha fina entre a quantidade de álcool que causa problemas aos sistemas orgânicos e a quantidade que pode ser benéfica para a saúde; no entanto, mesmo após o processo de fermentação, o vinho conserva diferentes compostos orgânicos da uva, como polissacarídeos, ácidos e compostos fenólicos, como flavonoides e não flavonoides; essas substâncias reconhecidamente possuem capacidades anti-inflamatórias, antioxidantes e são consideradas como agentes reguladores no processo cardiometabólico [4].

O vinho é uma mistura complexa de várias centenas de compostos, muitos deles encontrados em concentrações muito baixas; no entanto, desempenham um papel importante na sua evolução e qualidade [5]. Em geral, as concentrações médias dos principais componentes do vinho são a água, 86%; Etanol, 12%; glicerol e polissacarídeos ou outros oligoelementos, 1%; diferentes tipos de ácidos, 0,5%; e compostos voláteis, 0,5% [6]. O vinho pode ser classificado como vinhos tintos, brancos e rosados com base na doçura, teor de álcool, teor de dióxido de carbono, cor, uva, fermentação e processo de maturação ou origem geográfica [7]. Enquanto os vinhos tintos são obtidos pela fermentação alcoólica de mostos na presença das partes sólidas da baga (peles e sementes), os vinhos brancos são produzidos exclusivamente pela fermentação de suco de uva [8].

Sabe-se que o vinho tinto contem 10 vezes mais compostos fenólicos do que o vinho branco, resultante da fermentação de suco de uva com peles, pedaços de uva e sementes [9]. Embora a propriedade antioxidante dos vinhos tintos esteja correlacionada com o seu teor de fenol, nenhum composto define suficientemente a capacidade antioxidante total, devido ao potencial efeito antioxidante sinérgico de outros compostos [10].

A quantidade total de polifenóis nos vinhos tintos foi estimada entre 2000 e 6000 mg/L e os principais polifenóis bioativos nos vinhos tintos são notadamente flavona, flavonóis, antocianinas e Resveratrol [11]. O Resveratrol é um composto fenólico presente na pele de uva e nas sementes e, portanto, constituinte de suco de uva e vinhos e embora o Resveratrol tenha sido considerado o principal composto funcional no vinho tinto, sua concentração é menor do que outros polifenóis [10].

Os compostos fenólicos e o álcool obtidos a partir do consumo de vinho leve a moderado podem equilibrar as funções orgânicas relacionadas à homeostase, inflamação e oxidação, levando a benefícios que podem ajudar na recuperação de patologias cardiovasculares e outras doenças crônicas (fig. 12).

Figura 12 - Constituintes do vinho tinto e sua ação em mecanismos biológicos

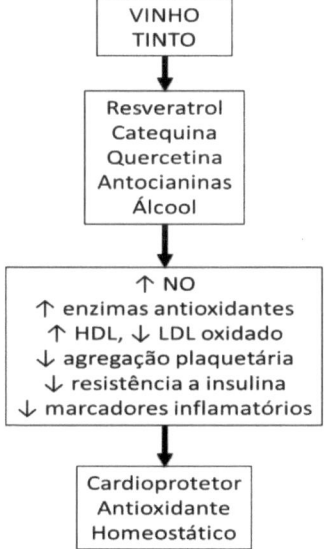

Sabe-se que administração de Resveratrol em humanos reduz o índice de aumento da PA, melhora a complacência arterial e reduz a PA central quando administrado em 250 mL de vinho tinto regularmente [12]. Essa substância aumenta a vasodilatação mediada pelo fluxo, melhora a disfunção endotelial, evita o desacoplamento da óxido nítrico sintase endotelial, aumenta a adiponectina, diminui a Proteína C-reativa ultrassensível e bloqueia os efeitos de angiotensina II [12,13]. A dose recomendada é de 250 mg/d de trans-resveratrol [13] se nutracêutico isolado ou um máximo de 250 ml de vinho tinto por dia.

4.2 Cacau

Chocolate escuro e produtos de cacau ricos em flavonoides têm atraído o interesse como opção alternativa ao complemento do tratamento para hipertensão porque mesmo pequenas reduções na pressão arterial podem reduzir substancialmente o risco cardiovascular [14]. O interesse no efeito do cacau na PA começou com a descoberta de que uma população insular na América Central, os índios Kuna, apresentava uma taxa de hipertensão distintamente baixa, associada a uma baixa pressão arterial saudável consistente e não afetada pela idade [15].

O cacau é extraído de grãos de cacau, as sementes gordurosas da árvore da *Theobroma cacau*; sendo ele rico em flavonoides, particularmente epicatequina, catequina e procidianas, que se propõe responsável pelo efeito de redução da pressão arterial [16,17]. Os flavonoides também são encontrados em outros produtos derivados de plantas, incluindo feijões, damascos, amoras, maçãs e folhas de chá, embora em menor concentração do que nos produtos de cacau (460 - 610 mg/kg de monómeros de flavonoide, 4 a 5 g/kg de polímeros de flavanol) [18,19]. A ingestão de flavonoide é, no entanto, também dependente do tamanho da porção, e o conteúdo depende do processamento dos grãos de cacau e cacau bruto.

Vários fabricantes de chocolate aperfeiçoaram o processamento, levando a diferentes sabores e suavidade dos chocolates, mas também ao conteúdo alterado de cacau e flavonoides em vários produtos de cacau [14]. Por exemplo, o chocolate escuro contém quantidades maiores de cacau (50% - 85%) do que o chocolate com leite (20% - 30%). A princípio, quanto maior o teor de cacau maior deve ser o teor de nutracêuticos, no entanto diferentes processos influenciam o teor de flavanol do cacau no chocolate; uma barra de chocolate com 70% de cacau de uma empresa, portanto, pode não conter a mesma quantidade de flavanóis e composição de flavanol como uma barra de chocolate de 70% de outra empresa. Já que o conteúdo e a composição dos flavanóis dependem da variedade e amadurecimento dos grãos de cacau utilizados, bem como as etapas de fabricação.

Os grãos de cacau frescos e fermentados contêm cerca de 10% de flavanóis (100 mg/g); o cacau em pó contém cerca de 3,6% de flavanóis e chocolate escuro rico em cacau no mercado cerca de 0,5% de flavanóis [20]. Além disso, a alcalinização do chocolate (a pH 7-8) pode reduzir o teor de flavanol para menos de 10 mg por 100 gramas (0,001%) [14].

Um grande número de flavonoides dietéticos exercem efeitos protetores vasculares, sendo antioxidantes, anti-inflamatórios, melhorando o metabolismo do NO e a função endotelial; Além disso, sua ingestão está associada a um risco reduzido de doença cardiovascular [21]. Os flavonoides de cacau são estudados neste cenário clínico; os flavonoides do chocolate parecem aumentar a biodisponibilidade do NO, proteger o endotélio vascular e diminuir os fatores de risco da doença cardiovascular [22]. Estudos têm demonstrado que a função endotelial é prejudicada durante a hiperglicemia e que o chocolate escuro aumenta a vasodilatação mediada pelo fluxo em indivíduos saudáveis e hipertensos com e sem intolerância à glicose [23,24].

Uma metanálise de 40 comparações de tratamento envolvendo 1804 participantes revelou um efeito pequeno, mas estatisticamente significativo, de redução de pressão arterial de produtos de cacau ricos em flavanol em comparação com o controle em testes de duração de duas a 18 semanas (média de nove semanas); embora a pressão arterial sistólica tenha sido reduzida significativamente (-4 mmHg) em pessoas hipertensas, tendeu a ser menos reduzida em pessoas pré-hipertensas e não houve diferença significativa em pessoas normotensas [14].

A dose média que os estudos demonstram resultados positivos são de 30 mg de polifenóis de cacau, aproximadamente 100 g de chocolate com alto teor de flavonoides [22,25-27].

Uma evidência forte sobre o benefício dos polifenóis de cacau na melhoria da saúde cardiovascular e na prevenção de doenças cardiovasculares será ainda fornecida por um grande estudo de prevenção em curso. Este investigará 18 000 mulheres com idade $\geq$ 65 anos e homens com idade $\geq$ 60 anos, randomizados para cápsulas de placebo ou extrato de cacau isolado 600 mg duas vezes ao dia, com acompanhamento de 4 anos (termino no ano de 2020); avaliará o efeito dos flavanóis de cacau na redução do risco de eventos cardiovasculares [28].

4.3 Alho

O alho (*Allium sativum*) tem sido usado como tempero, alimento e remédios por mais de 5.000 anos e é uma das primeiras ervas documentadas utilizadas para a manutenção da saúde e tratamento de doenças [29]. Em alguns dos textos mais antigos sobre medicina, por exemplo, o papiro egípcio Ebers que data de 1500 aC e os livros sagrados da Índia, "os Vedas" (1200-200 aC), o alho foi recomendado para muitas aplicações medicinais, incluindo distúrbios circulatórios [30]. Na Grécia antiga, o alho era usado como diurético, conforme registrado por Hipócrates, o pai da medicina moderna [30]. Além dos benefícios cardiovasculares, o alho tradicionalmente tem sido usado para fortalecer o sistema imunológico e a saúde gastrointestinal [31].

Os polissulfetos derivados do alho (em particular, a S-alilcisteína) estimulam a produção do sulfeto de hidrogênio (H_2S) que mostrou exercer uma grande quantidade de efeitos fisiológicos na parede do vaso sanguíneo melhorando inclusive a regulação do NO endotelial, que induz relaxamento das células musculares lisas, vasodilatação e redução da PA [3]. Diversos fatores nutricionais e genéticos podem influenciar a eficiência das vias de sinalização H_2S e NO e pode contribuem para o desenvolvimento da HAS. Uma deficiência de enxofre pode desempenhar um papel na etiologia da hipertensão, e poderia ser aliviado com suplementação de compostos organossulfurados derivados do alho [31].

Os ensaios clínicos mostraram reduções consistentes na PA com alho em pacientes hipertensos [32-34]. Dentre os tipos de alho estudados: alho cultivado (*Allium sativum*), alho selvagem não cultivado ou alho de urso *Allium urisinum*) e o alho envelhecido, este último é o mais eficaz em seu efeito hipotensor [35,36] por concentrar mais os compostos sulfurados. O alho também é eficaz na redução da PA em pacientes com hipertensão descontrolada que já faz uso de medicação anti-hipertensiva [34].

Um suplemento à base de homogeneizado de alho foi administrado a 34 pacientes hipertensos pré-hipertensivos e estágio I a 300 mg/d durante 12 semanas com uma redução na PA sistólica entre 6,6 a 7,5 mmHg e PA diastólica de 4,6 a 5,2 mmHg [37]. O alho envelhecido em doses de 240 mg/d a 960 mg/d administrado a 79 pacientes hipertensos durante 12 semanas reduziu significativamente a PA sistólica (PAS) 11,8 ± 5,4 mmHg no grupo das altas doses de suplemento de alho [36]. O alho possui atividade de inibidor da ACE e atividade de bloqueio de canais de cálcio e reduz a sensibilidade à catecolamina, melhora a complacência arterial e aumenta bradicinina e óxido nítrico [38].

Apesar da aparente eficácia do extrato de alho, seu uso é parcialmente limitado porque os efeitos colaterais gastrointestinais não são incomuns [31] e as doses ainda precisam ser mais estudadas.

4.4 *Probióticos*

Nos últimos anos, os benefícios para a saúde dos probióticos atraíram uma atenção crescente. Os probióticos são definidos como microrganismos vivos que podem ter benefícios para a saúde do hospedeiro se consumidos em quantidades adequadas [39]. Os probióticos podem exercer benefícios para a saúde dos destinatários, se consumidos em quantidades adequadas. São bem estudados por seus benefícios para a saúde na melhoria da função do sistema imune [40] e na prevenção da diarreia [41,42], também tem sido demonstrado que os probióticos e os seus produtos podem melhorar a PA através de mecanismos, incluindo a melhora do colesterol total e dos níveis de lipoproteína de baixa densidade [43,44], reduzindo o nível de glicose no sangue, a resistência à insulina [45,46] e regulando o sistema renina-angiotensina-aldosterona [47,48].

A microbiota do intestino do adulto é muito diversificada; é constituído por trilhões de microrganismos, mas principalmente dominados por quatro filos: Firmicutes, Bacteroidetes, Actinobacteria e Proteobacteria [49]. Um equilíbrio delicado na composição de microbiota intestinal é fundamental para manter a imunidade intestinal e a homeostase do corpo inteiro; qualquer ruptura deste equilíbrio pode levar a consequências fisiopatológicas importantes; um desequilíbrio na microbiota intestinal é denominada como Disbiose [50]. Embora a caracterização de uma microbiota "saudável" esteja em seus estágios iniciais, o aumento da evidência sugere que as mudanças na proporção das comunidades de micróbios Firmicutes (F) e Bacteroidetes (B), conhecida como a relação F/B, podem ser potencialmente utilizadas como um biomarcador para condições patológicas [51,52].

Ainda assim, a microbiota intestinal pode desempenhar um papel no desenvolvimento de doenças cardiovasculares, incluindo arteriosclerose e hipertensão [53]. Há um risco aumentado do desenvolvimento da aterosclerose relacionada ao aumento dos níveis de N-óxido de trimetilamina (TMAO); ele é um composto orgânico pequeno cuja concentração no sangue aumenta após a metabolização da l-carnitina e fosfatidilcolina por bactérias intestinais em situação de Disbiose [54]. Estudos clínicos recentes mostram uma correlação positiva entre os níveis plasmáticos elevados de TMAO e um risco aumentado de eventos cardiovasculares adversos maiores, definidos como morte, infarto do miocárdio ou acidente vascular encefálico [55]. Além disso, os ácidos graxos de cadeia curta produzidos pela microbiota intestinal [56] influenciam a pressão arterial relacionada aos nervos sensoriais renais [57,58] ocorrendo um aumento da pressão arterial causada pela liberação de renina induzida por ácidos graxos de cadeia curta [57]. Ainda, essa gordura suprime a sinalização de insulina em adipócitos, melhorando o metabolismo, em parte, inibindo o acúmulo de gordura no tecido adiposo [59]. Em contraste, há esse aumento do gasto energético estimulando pelo sistema nervoso simpático, mas isso também pode levar a um aumento da pressão arterial [59].

A fim de avaliar o benefício comparativo dos probióticos com base em espécies, duração ou dose de consumo, mais recentemente Khalesi et al. [60] avaliou em uma meta-análise nove ensaios clínicos aleatorizados controlados. Quatro destes usando iogurte como fonte de bactérias probióticas, dois com leite fermentado e azedo, um suplementos probióticos capsulados, um probiótico de bebidas e outro queijo probiótico; quatro estudos usaram uma única espécie dos probióticos, enquanto os outros usavam uma combinação de dois ou três cepas; a dose diária total variou de 10^9 unidades formando colônias (UFC) para 10^{12} UFC, e as durações foram de 3 a 9 semanas; não houve efeitos colaterais importantes, e a conformidade foi adequada. O resultado foi que a PA sistólica foi alterada em 3,56 mmHg e PA diastólica em 2,38 mmHg; múltiplas cepas de probióticos pareciam exercer uma maior eficácia em relação a uma única cepa e o tratamento probiótico foi mais eficaz em pacientes com PA inicial 130/85 mmHg, particularmente com consumo de doses probióticas 10^{11} UFC, duração da intervenção de 8 semanas e múltiplas espécies de probióticos [60].

Ainda, uma segunda metanálise Dong et al. [61] avaliou quatorze ensaios randomizados controlados com placebo envolvendo 702 participantes comparando o leite fermentado probiótico com o placebo, produzindo uma redução significativa de 3,10 mmHg na PA sistólica e 1,09 mmHg na PA diastólica; as análises de subgrupos sugeriram um efeito ligeiramente maior na PA sistólica em participantes hipertensos do que em pacientes normotensos; a análise de ensaios realizados no Japão mostrou uma redução maior do que aquela realizada em países europeus para PA. Em resumo, a presente meta-análise sugeriu que o leite fermentado probiótico produz efeitos de redução da

PA em indivíduos pré-hipertensivos e hipertensos [61].

Portanto, sugere-se que o desequilíbrio microbiano do intestino (disbiose) pode desempenhar um papel na patogênese das doenças cardiovasculares e sustenta-se que o consumo de probióticos pode melhorar a PA em um grau modesto, com um efeito potencialmente maior quando a PA basal é elevada; a prescrição deve ser de várias espécies de probióticos com a duração da intervenção superior a 8 semanas e a dose de consumo diário maior que 1011 UFC.

A figura abaixo apresenta os efeitos dos probióticos reconhecidos até o momento e suas funções de promoção da saúde relacionadas aos metabólitos (fig. 13).

Figura 13 - Probióticos e suas funções de promoção da saúde relacionadas aos metabólitos

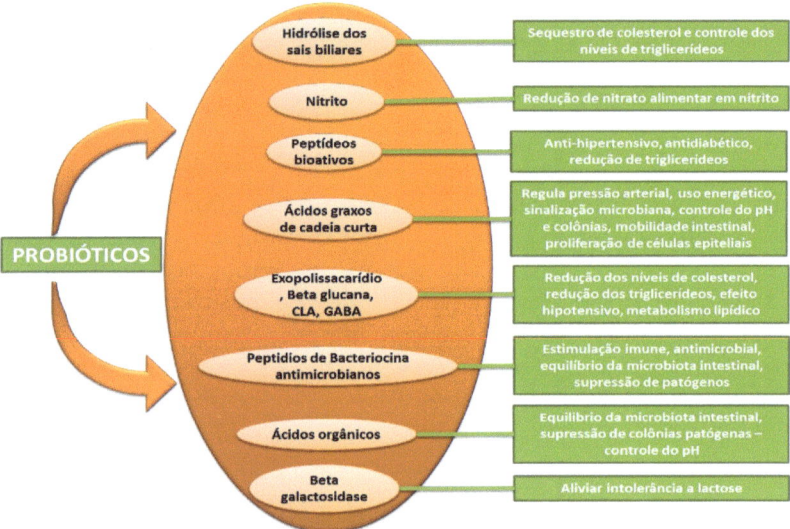

CLA: ácido linoleico conjugado; GABA: ácido γ-amino-butírico.

Referências

1. Moline J, Bukharovich IF, Wolff MS, Phillips R. Dietary flavonoids and hypertension: is there a link? Med Hypotheses. 2000 Oct;55(4):306–9.
2. Knekt P, Reunanen A, Järvinen R, Seppänen R, Heliövaara M, Aromaa A. Antioxidant vitamin intake and coronary mortality in a longitudinal population study. Am J Epidemiol. 1994 Jun 15;139(12):1180–9.
3. Borghi C, Cicero AFG. Nutraceuticals with a clinically detectable blood pressure-lowering effect: a review of available randomized clinical trials and their meta-analyses. British Journal of Clinical Pharmacology. 2016;
4. Markoski MM, Garavaglia J, Oliveira A, Olivaes J, Marcadenti A. Molecular properties of red wine compounds and cardiometabolic benefits. Nutr Metab Insights. 2016;9:51–7.
5. García-Guzmán JJ, Hernández-Artiga MP, Palacios-Ponce de León L, Bellido-Milla D. Selective methods for polyphenols and sulphur dioxide determination in wines. Food Chem. 2015 Sep 1;182:47–54.
6. Sumby KM, Grbin PR, Jiranek V. Microbial modulation of aromatic esters in wine: current knowledge and future prospects. Food Chem. 2010 Jul 1;121(1):1–16.
7. Jackson RS. Wine Science: Principles and Applications. 4th ed. San Diego: Elsevier; 2014. 499 p.
8. Ribéreau-Gayon P, Dubourdieu D, Donèche B, Lonvaud A. Handbook of enology, Volume 1: The Microbiology of Wine and Vinifications. 2nd ed. San Francisco: John Wiley; 2006.
9. Artero A, Artero A, Tarín JJ, Cano A. The impact of moderate wine consumption on health. Maturitas. 2015 Jan;80(1):3–13.
10. Xiang L, Xiao L, Wang Y, Li H, Huang Z, He X. Health benefits of wine: Don't expect resveratrol too much. Food Chem. 2014 Aug 1;156:258–63.
11. Vallverdú-Queralt A, Boix N, Piqué E, Gómez-Catalan J, Medina-Remon A, Sasot G, et al. Identification of phenolic compounds in red wine extract samples and zebrafish embryos by HPLC-ESI-LTQ-Orbitrap-MS. Food Chem. 2015 Aug 15;181:146–51.
12. Karatzi KN, Papamichael CM, Karatzis EN, Papaioannou TG, Aznaouridis KA, Katsichti PP, et al. Red wine acutely induces favorable effects on wave reflections and central pressures in coronary artery disease patients. Am J Hypertens. 2005 Sep;18(9):1161–7.
13. Wong RHX, Howe PRC, Buckley JD, Coates AM, Kunz I, Berry NM. Acute resveratrol supplementation improves flow-mediated dilatation in overweight/obese individuals with mildly elevated blood pressure. Nutr Metab Cardiovasc Dis. 2011 Nov;21(11):851–6.
14. Ried K, Fakler P, Stocks NP. Effect of cocoa on blood pressure. Cochrane Database Syst Rev. 2017 Apr 25;

15. Kean BH. The blood pressure of the Cuna indians. Am J Trop Med Hyg. 1944 Nov 1;s1-24(6):341–3.
16. Heiss C, Kelm M. Chocolate consumption, blood pressure, and cardiovascular risk. Eur Heart J. 2010 Jul 1;31(13):1554–6.
17. Corti R, Flammer AJ, Hollenberg NK, Luscher TF. Cocoa and cardiovascular health. Circulation. 2009 Mar 17;119(10):1433–41.
18. Fernández-Murga L, Tarín JJ, García-Perez MA, Cano A. The impact of chocolate on cardiovascular health. Maturitas. 2011 Aug;69(4):312–21.
19. Hammerstone JF, Lazarus SA, Schmitz HH. Procyanidin content and variation in some commonly consumed foods. J Nutr. 2000 Aug;130(8S Suppl):2086S–92S.
20. Vlachojannis J, Erne P, Zimmermann B, Chrubasik-Hausmann S. The impact of cocoa flavanols on cardiovascular health. Phyther Res. 2016 Oct;30(10):1641–57.
21. Habauzit V, Morand C. Evidence for a protective effect of polyphenols-containing foods on cardiovascular health: an update for clinicians. Ther Adv Chronic Dis. 2012 Mar 5;3(2):87–106.
22. Desch S, Schmidt J, Kobler D, Sonnabend M, Eitel I, Sareban M, et al. Effect of cocoa products on blood pressure: systematic review and meta-analysis. Am J Hypertens. 2010 Jan 1;23(1):97–103.
23. Grassi D, Desideri G, Necozione S, Ruggieri F, Blumberg JB, Stornello M, et al. Protective effects of flavanol-rich dark chocolate on endothelial function and wave reflection during acute hyperglycemia. Hypertension. 2012 Sep 1;60(3):827–32.
24. Grassi D, Desideri G, Necozione S, Lippi C, Casale R, Properzi G, et al. Blood pressure is reduced and insulin sensitivity increased in glucose-intolerant, hypertensive subjects after 15 days of consuming high-polyphenol dark chocolate. J Nutr. 2008 Sep;138(9):1671–6.
25. Ried K, Sullivan T, Fakler P, Frank OR, Stocks NP. Does chocolate reduce blood pressure? A meta-analysis. BMC Med. 2010 Dec 28;8(1):39.
26. Taubert D, Roesen R, Schömig E. Effect of cocoa and tea intake on blood pressure: a meta-analysis. Arch Intern Med. 2007 Apr 9;167(7):626.
27. Hooper L, Kay C, Abdelhamid A, Kroon PA, Cohn JS, Rimm EB, et al. Effects of chocolate, cocoa, and flavan-3-ols on cardiovascular health: a systematic review and meta-analysis of randomized trials. Am J Clin Nutr. 2012 Mar 1;95(3):740–51.
28. Lopez-Ridaura R, Willett WC, Rimm EB, Liu S, Stampfer MJ, Manson JE, et al. Magnesium intake and risk of type 2 diabetes in men and women. Diabetes Care. 2004 Jan;27(1):134–40.
29. Rivlin RS. Historical perspective on the use of garlic. J Nutr. 2001 Mar;131(3s):951S–4S.
30. Petrovska B, Cekovska S. Extracts from the history and medical properties of garlic. Pharmacogn Rev. 2010 Jan;4(7):106.

31. Ried K, Fakler P. Potential of garlic (Allium sativum) in lowering high blood pressure: mechanisms of action and clinical relevance. Integr Blood Press Control. 2014;7:71–82.
32. Rohner A, Ried K, Sobenin IA, Bucher HC, Nordmann AJ. A systematic review and metaanalysis on the effects of garlic preparations on blood pressure in individuals with hypertension. Am J Hypertens. 2015 Mar 1;28(3):414–23.
33. Wang H-P, Yang J, Qin L-Q, Yang X-J. Effect of garlic on blood pressure: a meta-analysis. J Clin Hypertens. 2015 Mar;17(3):223–31.
34. Ried K. Garlic lowers blood pressure in hypertensive individuals, regulates serum cholesterol, and stimulates immunity: an updated meta-analysis and review. J Nutr. 2016 Feb 1;146(2):389S–396S.
35. Simons S, Wollersheim H, Thien T. A systematic review on the influence of trial quality on the effect of garlic on blood pressure. Neth J Med. 2009 Jun;67(6):212–9.
36. Ried K, Frank OR, Stocks NP. Aged garlic extract lowers blood pressure in patients with treated but uncontrolled hypertension: a randomised controlled trial. Maturitas. 2010 Oct;67(2):144–50.
37. Reinhart KM, Coleman CI, Teevan C, Vachhani P, White CM. Effects of garlic on blood pressure in patients with and without systolic hypertension: a meta-analysis. Ann Pharmacother. 2008 Dec 18;42(12):1766–71.
38. Butt MS, Sultan MT, Butt MS, Iqbal J. Garlic: nature's protection against physiological threats. Crit Rev Food Sci Nutr. 2009 Jun 16;49(6):538–51.
39. Reid G, Charbonneau D, Erb J, Kochanowski B, Beuerman D, Poehner R, et al. Oral use of Lactobacillus rhamnosus GR-1 and L. fermentum RC-14 significantly alters vaginal flora: randomized, placebo-controlled trial in 64 healthy women. FEMS Immunol Med Microbiol. 2003 Mar 20;35(2):131–4.
40. Moro-Garcia MA, Alonso-Arias R, Baltadjieva M, Benitez CF, Barrial MAF, Ruisánchez ED, et al. Oral supplementation with Lactobacillus delbrueckii subsp. bulgaricus 8481 enhances systemic immunity in elderly subjects. Age (Omaha). 2013 Aug 30;35(4):1311–26.
41. McFarland L V. Meta-analysis of probiotics for the prevention of antibiotic associated diarrhea and the treatment of Clostridium difficile disease. Am J Gastroenterol. 2006 Apr;101(4):812–22.
42. Szajewska H, Skórka A, Ruszczyński M, Gieruszczak-Białek D. Meta-analysis: Lactobacillus GG for treating acute diarrhoea in children. Aliment Pharmacol Ther. 2007 Feb 12;25(8):871–81.
43. Patel AK, Singhania RR, Pandey A, Chincholkar SB. Probiotic bile salt hydrolase: current developments and perspectives. Appl Biochem Biotechnol. 2010 Sep 11;162(1):166–80.
44. Guo Z, Liu XM, Zhang QX, Shen Z, Tian FW, Zhang H, et al. Influence of consumption of probiotics on the plasma lipid profile: a meta-analysis of randomised controlled trials. Nutr Metab Cardiovasc Dis. 2011 Nov;21(11):844–50.

45. Li Z, Yang S, Lin H, Huang J, Watkins PA, Moser AB, et al. Probiotics and antibodies to TNF inhibit inflammatory activity and improve nonalcoholic fatty liver disease. Hepatology. 2003 Feb;37(2):343–50.
46. Tabuchi M, Ozaki M, Tamura A, Yamada N, Ishida T, Hosonda M, et al. Antidiabetic effect of Lactobacillus GG in streptozotocin-induced diabetic rats. Biosci Biotechnol Biochem. 2003 Jan 22;67(6):1421–4.
47. Ong L, Shah NP. Release and identification of angiotensin-converting enzyme-inhibitory peptides as influenced by ripening temperatures and probiotic adjuncts in Cheddar cheeses. LWT - Food Sci Technol. 2008;41(9):1555–66.
48. Seppo L, Jauhiainen T, Poussa T, Korpela R. A fermented milk high in bioactive peptides has a blood pressure–lowering effect in hypertensive subjects. Am J Clin Nutr. 2003 Feb 1;77(2):326–30.
49. Yang T, Santisteban MM, Rodriguez V, Li E, Ahmari N, Carvajal JM, et al. Gut dysbiosis is linked to hypertension. Hypertens (Dallas, Tex 1979). 2015 Jun;65(6):1331–40.
50. Sekirov I, Russell SL, Antunes LCM, Finlay BB. Gut microbiota in health and disease. Physiol Rev. 2010 Jul;90(3):859–904.
51. Sanz Y, Moya-Pérez A. Microbiota, inflammation and obesity. In: Advances in experimental medicine and biology. 2014. p. 291–317.
52. Mariat D, Firmesse O, Levenez F, Guimarăes V, Sokol H, Doré J, et al. The Firmicutes/Bacteroidetes ratio of the human microbiota changes with age. BMC Microbiol. 2009 Jun 9;9(1):123.
53. Jose PA, Raj D. Gut microbiota in hypertension. Curr Opin Nephrol Hypertens. 2015 Sep;24(5):403.
54. Ufnal M, Zadlo A, Ostaszewski R. TMAO: A small molecule of great expectations. Nutrition. 2015 Nov;31(11–12):1317–23.
55. Hartiala J, Bennett BJ, Tang WHW, Wang Z, Stewart AFR, Roberts R, et al. Comparative genome-wide association studies in mice and humans for trimethylamine N-oxide, a proatherogenic metabolite of choline and L-carnitine. Arterioscler Thromb Vasc Biol. 2014 Jun 1;34(6):1307–13.
56. Furness JB, Rivera LR, Cho H-J, Bravo DM, Callaghan B. The gut as a sensory organ. Nat Rev Gastroenterol Hepatol. 2013 Sep 24;1010(1212):729–40.
57. Pluznick J. A novel SCFA receptor, the microbiota, and blood pressure regulation. Gut Microbes. 2014 Mar 20;5(2):202–7.
58. Pluznick JL, Protzko RJ, Gevorgyan H, Peterlin Z, Sipos A, Han J, et al. Olfactory receptor responding to gut microbiota-derived signals plays a role in renin secretion and blood pressure regulation. Proc Natl Acad Sci. 2013 Mar 12;110(11):4410–5.
59. Kimura I, Ozawa K, Inoue D, Imamura T, Kimura K, Maeda T, et al. The gut microbiota suppresses insulin-mediated fat accumulation via the short-chain fatty acid receptor GPR43. Nat Commun. 2013 May 7;4:1829.

60. Khalesi S, Sun J, Buys N, Jayasinghe R. Effect of probiotics on blood pressure: a systematic review and meta-analysis of randomized, controlled trials. Hypertension. 2014 Oct 1;64(4):897–903.

61. Dong J-Y, Szeto IMY, Makinen K, Gao Q, Wang J, Qin L-Q, et al. Effect of probiotic fermented milk on blood pressure: a meta-analysis of randomised controlled trials. Br J Nutr. 2013 Oct 3;110(07):1188–94.

EXERCÍCIO FÍSICO NA HIPERTENSÃO ARTERIAL

Diretrizes de tratamento nacionais e internacionais atuais para prevenção primária e secundária da HAS recomendam universalmente as mudanças no estilo de vida (cessação do tabagismo, perda de peso, exercício físico, alimentação saudável e consumo reduzido de sódio) como a primeira linha terapêutica [1]. Essas mudanças devem ser continuadas mesmo no caso de uma necessidade de iniciar o tratamento farmacológico anti-hipertensivo [1,2]. Há evidência substancial sobre os benefícios dessas modificações de estilo de vida reduzindo a PA de repouso [3]. Como resultado, recomenda-se que os indivíduos pratiquem atividade física para reduzir o risco de desenvolvimento da hipertensão ou para administrá-la [4].

Diretamente ele implica na capacidade de restaurar a homeostase vascular através da maior liberação de óxido nítrico, esta biodisponibilidade pode ser um dentre os mecanismos importantes que explica o papel protetor do exercício contra o desenvolvimento de doenças cardiovasculares [5]. Uma vez que o óxido nítrico dentre suas diversas atividades dentro do organismo é um importante sinalizador intra e extracelular, atuando no relaxamento das musculatura lisa, na imunidade via macrófagos e como neurotransmissor.

Neste concerne a literatura científica têm apresentado a ocorrência de um fenômeno gerado após a pratica de atividade física controlada, denominada Hipotensão Pós-Exercício (HPE) [6–8], com efeitos de redução da PA por meio de uma única sessão promovendo a redução entre 2 a 12 mmHg [9]. Além disso, a PA se mantem reduzida por até 22 h após uma sessão de exercício de resistência aeróbica por exemplo e os mecanismos moduladores dessa queda da PA após a realização de uma única sessão de exercício começam a ser esclarecidos pelos pesquisadores contemporâneos.

Por isso, neste capítulo será abordado conceitos base dentro da atividade física e saúde e as formas terapêuticas do exercício físico para prevenção e promoção da saúde e seus efeitos sobre a PA de forma aguda e/ou crônica.

Conceitos base

O comportamento sedentário tem sido considerada "um grande problema de saúde pública" [10] por ser o mais prevalente dos fatores de risco e a segunda causa de mortalidade no mundo [11]. Existe uma relação direta entre o tempo sentado ou o tempo de televisão com a PA [12], a sobrevivência é menor em pessoas que passam a maior parte do tempo sentadas do que naquelas que passam pouco tempo sentadas [13] e a inatividade física foi identificada como o quarto principal fator de risco para mortalidade global (6% das mortes em todo o mundo), seguido pela PA elevada (13%), uso de tabaco (9%), glicemia alta (6%) e o sobrepeso e obesidade são responsáveis por 5% das mortes no mundo [14]. Portanto, recomenda-se a redução do tempo sentado com práticas simples como levantando-se por pelo menos 5 min a cada 30 min sentado [15].

A esse respeito um grande pensador contemporâneo da área declara (Guedes, 1995):

As facilidades da modernização, têm levado a população em geral a conviver com forte tendência a hipocinesia, absorvendo, então todo impacto negativo à saúde provocado pelo sedentarismo, podendo acarretar em vários distúrbios degenerativos, comprometendo a qualidade de vida [16].

Conceituando-se para elucidação o estilo de vida sedentário é "um hábito de vida que se caracteriza por um baixo nível de atividade física" [17]. O comportamento sedentário refere-se a atividades que não aumentam as despesas de energia substancialmente acima do nível de repouso e incluem atividades como dormir, sentar, deitar e assistir televisão e outras formas de entretenimento baseado em tela [18]. Os comportamentos sedentários são caracterizados por qualquer atividade de vigília que requer uma despesa de energia variando de 1,0 a 1,5 unidades equivalentes metabólicas (METs) - um MET é o custo de energia do repouso, muitas vezes definido em termos de absorção de oxigênio como 3,5 mL/kg/min [19] - da taxa metabólica basal em uma postura sentada ou reclinada [18].

Para se ultrapassar a condição de insuficientemente ativo a Organização Mundial da Saúde considera que os adultos devem atingir pelo menos 150 min semanais de atividade física considerando o lazer, o trabalho e o deslocamento [20]. A atividade física refere-se a qualquer movimento corporal, produzido pelos músculos esqueléticos, que aumente o gasto energético acima dos valores considerados de repouso [21], o que inclui andar na rua, subir escada, fazer trabalhos físicos domésticos, fazer práticas físicas de lazer. Já o termo exercício físico refere-se à todo esforço físico planejado e estruturado que tem por objetivo o aprimoramento e a manutenção de um ou mais componentes de aptidão física [21]. Mesmo apresentando alguns elementos em comum, a expressão exercício físico não deve ser utilizada com conotação idêntica a atividade física e sim uma subcategoria de atividade física [22].

Sendo assim, a prática regular de atividade física pode ser benéfica tanto na prevenção quanto no tratamento da HAS, reduzindo ainda a morbimortalidade cardiovascular [15]. Indivíduos ativos apresentam risco 30% menor de desenvolver HAS que os insuficientemente ativos [4] e o aumento da atividade física diária reduz a PA [23].

5.1 Tipos de exercício físico na a Hipertensão Arterial

O exercício físico continua a ser uma terapia de pedra angular para a prevenção primária, tratamento e controle das doenças cardiovasculares. Por isso, a frequência ideal, intensidade, tempo e tipo precisam ser bem definidos para otimizar a redução da PA.

Os mecanismos propostos para os efeitos da redução da PA pelo exercício físico incluem mecanismos neuro-humorais, vasculares, adaptações estruturais, redução de catecolaminas (adrenalina, noradrenalina e dopamina), da resistência periférica total (alterações na vasodilatação e vasoconstrição) e melhora à sensibilidade à insulina [24]. Dados recentes sugerem inclusive ligações genéticas para as reduções de PA associada ao exercício físico agudo e crônico [25].

Não obstante, os efeitos do exercício físico podem variar com diferentes modalidades de práticas (por exemplo, exercício cardiorrespiratório ou exercício de resistência de força dinâmica e estática e intervalados de alta intensidade), parâmetros de dose (duração do programa, duração da sessão, frequência e carga de trabalho ou intensidade).

Detalhando sobre as modalidades de exercício físico, o cardiorrespiratório envolve grandes grupos musculares em atividades repetitivas que resultam em aumentos substanciais na frequência cardíaca e no gasto energético com consumo de oxigênio [26] (podendo também ser encontrado na literatura como exercício aeróbico e *endurance*), o exercício de resistência de força é a atividade em que cada esforço é realizado contra uma força oposta específica gerada pela resistência e é projetado especificamente para aumentar a força muscular, potência e / ou resistência física [27] (também encontrado na literatura com exercício anaeróbico e exercício resistido). Para este livro utilizaremos a nomenclatura exercício cardiorrespiratório e exercício de resistência de força.

Tipicamente, durante o exercício cardiorrespiratório ocorre um aumento e redistribuição do débito cardíaco, visando a perfusão dos músculos ativos [28,29]. No exercício físico, o aumento do consumo de oxigênio é proporcional ao trabalho realizado e o débito cardíaco deve, portanto, ser ajustado para essa maior demanda de oxigênio para os músculos em atividade [29]. Essa resposta deve-se a mecanismos neuro-hormonais e hidrostáticos, na primeira parte do esforço físico à custa do aumento do volume sistólico e, posteriormente, à custa da elevação da frequência cardíaca [30]. As duas componentes da pressão arterial, produto do débito cardíaco e da resistência vascular periférica, têm comportamento desigual durante o esforço. Enquanto que a PA sistólica se eleva com o esforço à custa do aumento do débito cardíaco, a PA diastólica baixa secundariamente à diminuição da resistência vascular, o que permite a perfusão sanguínea dos grandes grupos musculares e estabilização da pressão arterial durante o exercício físico [31].

O exercício cardiorrespiratório é recomendado como terapia anti-hipertensiva de primeira linha baseada em fortes evidências de que reduz a PA média de 5 a 7 mmHg entre os adultos com hipertensão [6,7,32–34]. E estudos mais recentes também posicionam o exercício resistido isométrico como tão eficiente para tal [35–38].

No certame da prescrição um estudo brasileiro [39] conclui que um mínimo de 20 min de exercício físico com características metabólicas aeróbias moderada são suficientes para mudanças agudas de HPE. No entanto, a prescrição mais recomendada de exercício cardiorrespiratório para manejo da HAS deve ser mínimo de cinco vezes por semana com intensidade moderada e duração entre 15 a 60 min [40].

O exercício de resistência de força, de acordo com o tipo de contração muscular, pode ser dividido em dois subgrupos principais: exercício físico de resistência "dinâmica" versus "estática ou isométrica". Exercício de resistência dinâmica envolve contrações concêntricas e/ou excêntricas dos músculos. O esforço isométrico envolve a contração sustentada contra uma carga imóvel ou resistência com nenhuma ou mínima mudança no comprimento do grupo muscular envolvido [40].

Em se tratando de exercícios resistidos dinâmicos a última diretriz do ACSM relata ainda haver alguns dados conflitantes mas que mostram haver HPE em 60 e 90 min pós sessão (efeito agudo) [25]. Já na média de 24 h pós sessão a redução da PA se mostra significativa apenas na diastólica [25]. A redução da PA diastólica sugere alterações hemodinâmica (nos vasos sanguíneos) [29] para reperfusão e nutrição muscular.

Já em recente meta-análise [41] são apresentados dados de eficiente redução da PA em exercícios resistidos com maior magnitude em hipertensos relacionando ao não hipertenso. Ainda, se envolver grandes ou uma combinação de grandes e pequenos grupos musculares com movimentos multi-articulares há uma maior redução da PA do que o usando apenas pequenos grupos musculares. Explicação essa, poderia ter dentre as correlações que o reajuste barorreflexo é proporcional à massa muscular envolvida no exercício físico [42].

Os exercícios de resistência dinâmica para hipertensos podem ainda ser utilizados de forma tradicional (sequência de séries e repetições) ou na forma de circuito [7], não há um consenso, mas há algumas recomendações sobre tempo/número de exercícios, séries, repetições e intervalo e descanso [4].

Por outro lado, esforço físico isométrico tinha sido previamente teorizada a respostas hipertensivas exageradas porque a contrações estática muscular poderia levar a um vasoconstrição, mas trabalhos recentes sugerem que o exercício físico isométrico de punho (*handgrip*) poderá sim se tornar uma nova ferramenta no tratamento não farmacológico da PA elevada [43,44]. Algumas vantagens apresentadas são as de que o exercício isométrico do punho de intensidade baixa a moderada pode ser realizado em qualquer lugar, requerendo um equipamento relativamente barato e não desencadeia o mesmo nível de estresse cardiovascular que o exercício físico aeróbio [35].

Estudos recentes [6,36,37,45,46] sugerem que o exercício isométrico pode provocar reduções da PA tanto quanto ou até maiores do que aqueles vistos com o exercício físico cardiorrespiratório corrigindo o paradigma de que o hipertenso deve evitar esta modalidade de exercício físico. Os exercícios mais comumente utilizados nos ensaios clínicos para HPE em força isométrica foram os de leg press e com dinamômetro de preensão manual (*hand-grip*) [35]. O protocolo para o treinamento usando *hand-grip* segundo as recomendações da Sociedade Americana de Terapeutas de Mão [47] é que o participante deve estar confortavelmente sentado, posicionado com o ombro aduzido, o cotovelo fletido a 90º, o antebraço em posição neutra, podendo a posição do punho variar de 0 a 30º de extensão. Ainda, protocolos de treinamento isométrico consistem em quatro conjuntos de preensão manual de 2 min ou contrações da perna sustentada em 20-50% da contração voluntária máxima, com cada conjunto separado por um período de repouso de 1-4 min, geralmente de três a cinco vezes por semana por 4-10 semanas [36] já apresentando resultados hipotensores importantes.

Os mecanismos propostos para esse efeito hipotensor pelo exercício isométrico envolvem questões de função cardiovascular podendo envolver um ou até os dois fatores diretamente ligados a pressão arterial média: débito cardíaco e resistência vascular periférica [36]. Mas ainda se necessita de mais pesquisas elucidativas pois os mecanismos responsáveis pelas adaptações da PA de repouso seguindo o exercício isométrico pode diferir concomitantemente com idade, sexo e farmacodinâmica em pacientes medicados [38].

Por fim, o exercício físico denominado exercício intervalado de alta intensidade (HIIT) apresenta características de picos relativamente curtos de atividade física vigorosa intercaladas por períodos de descanso ou exercício de baixa intensidade para recuperação (descanso ativo) [48]. Uma das principais vantagens pregadas pelo adeptos do HIIT, em comparação com o exercício de menor intensidade, é que o HIIT requer menos tempo para se exercitar, ao mesmo tempo que oferece benefícios semelhantes relacionados à saúde, em comparação com as recomendações de atividade física cardiorrespiratórias estabelecidas [49]. Como isso, sugere-se que HIIT pode derrubar a barreira mais citada na prática clínica para à atividade física que é "falta de tempo".

Como característica ele é infinitamente variável na proposta de execução favorecendo a prescrição moldável de acordo com as condições físicas, fisiológicas e ambientas para tal pratica, ou seja, a intensidade, duração e número de intervalos realizados, bem como a duração e os padrões de atividade durante a recuperação podem ser montados de acordo com o público alvo e ambiente disponível [48]. O HIIT é uma forma de exercício físico de intervalo envolvendo um exercício anaeróbico breve, de alta intensidade (acima de 85% da FC_{max} por 6 s a 4 min) separados por episódios breves, porém ligeiramente mais longos de baixa intensidade (descanso aeróbio ativo 20 a 40% da FC_{max} por 10 s a 5 min) [50].

O uso do HIIT parece influenciar atenuando fatores fisiológicos das doenças cardiovasculares reduzindo resistência à insulina, estresse oxidativo, a inflamação e apresentando sua capacidade no aprimoramento da função vascular [51]. Essa modalidade de exercício físico é especialmente benéfica proporcionando redução de PA diastólica num valor médio de 4,7 mmHg em indivíduos com sobrepeso/ obesidade [52]. Os mecanismos responsáveis pelo efeito de redução da PA pelo HIIT podem resultar dos aumentos dependentes da intensidade da velocidade do fluxo sanguíneo, resultando em níveis aumentados de óxido nítrico endotelial promovendo a vasodilatação periférica [52].

Mesmo que as modalidades de exercício cardiorrespiratórios e de resistência de força sejam mais tradicionais e consolidados, os resultados recentemente obtidos através dos não convencionais exercício isométrico e HIIT sobre a hipotensão arterial não podem ser ignorados e melhor, abrem o leque de opções de execução respeitando a individualidade e favorecendo a adesão a um programa de atividade física com enfoque a prevenção e controle da PA.

5.2 Efeitos do exercício físico sobre a pressão arterial

A redução subaguda da PA chamado efeito de HPE [28] ocorre nos minutos ou horas subsequentes à prática de atividade física [53]. A literatura gerada confirma a HPE em sujeitos hipertensos e pré-hipertensos [54]. Em indivíduos normotensos também se verifica, porém com menor magnitude do que em hipertensos [55,56]. A baixa da PA pode perdurar por algumas horas após o exercício [53]. O principal mecanismo postulado em relação à ocorrência da redução da PA após o exercício justifica-se com a inibição da atividade simpática (noradrenalina), a redução de angiotensina II, adenosina, endotelina circulantes, e dos seus receptores no sistema nervoso central, favorecendo globalmente a redução da resistência vascular periférica e aumentando a sensibilidade barorreflexa [28]. O efeito vasodilatador das prostaglandinas e óxido nítrico, liberados durante o exercício, também contribui parcialmente [28].

A utilidade desta diminuição transitória da PA (efeito subagudo) em pacientes com hipertensão está relacionada com a duração do efeito no período de tempo subsequente ao exercício, mesmo quando se realizam exercícios leves e atividades simuladas da vida diária [57]. Portanto, essa abordagem pode ter um papel como uma intervenção não farmacológica que auxilia no controle da HAS [57,58].

Estudos prévios que avaliaram-na após o exercício com dispositivos auscultatórios mostraram uma diminuição da PA de até 60 [59,60] a 120 [56] min em pessoas com HAS. Essa queda pressórica como resultado de uma única sessão de exercício físico parece ser especialmente relevante para auxiliar no controle da PA durante os períodos diurnos, quando caracteristicamente está em seus níveis mais elevados [61], permitindo o desempenho de atividades diárias com condições mais baixas de pressão sanguínea.

Pelo estudo meta - analítico de Casonatto [53] há efeitos agudos pós-exercício (60 min e 90 min) na pressão arterial sistólica e diastólica de indivíduos normotensos praticantes e não praticantes regulares de exercício físico cardiorrespiratório. Foram identificados efeitos hipotensivos significantes aos 60 min pós-exercício (sistólica e diastólica) e aos 90 min (diastólica) nos indivíduos insuficientemente ativos. Nos indivíduos ativos identificaram-se também efeitos hipotensores significativos aos 60 min (sistólica e diastólica) e aos 90 min (sistólica).

Como pesquisas de investigação mais recentes usando a monitorização da PA mostrou reduções diárias da pressão sistólica de aproximadamente 5 mmHg ou 40% menor que aqueles relatados por avaliação casual [62,63]. Contudo as reduções na pressão diastólica ambulatorial foram semelhantes aos valores casuais entre adultos brancos com HAS [64]. HPE foi encontrado persistente por até 22 h após uma única seção de exercício físico [6,9,31,65].

Relacionada à HPE como resultado de uma única sessão de exercício cardiorrespiratório em adultos mais velhos com hipertensão há uma carência de estudos para idosos acima de 80 anos hipertensos. O estudo dessa faixa etária parece pertinente, pois a prevalência dessa doença crônica aumenta acentuadamente com a idade [66]. Além disso, os resultados são menos previsíveis nessa faixa etária, pois um dos mecanismos propostos para explicar a diminuição transitória da pressão arterial após exercício aeróbio - uma diminuição da resistência vascular periférica [58,67] - poderia ser particularmente limitado nessa faixa etária devido ao aumento da rigidez arterial com o envelhecimento [68].

A HPE após uma sessão de exercício de resistência é semelhante entre os sexos, mas os mecanismos fisiológicos relacionados são diferentes. Nesse contexto, a resistência vascular sistêmica foi reduzida em mulheres, enquanto o débito cardíaco foi diminuído em homens, e essas respostas foram acompanhadas por diminuição do volume sistólico em homens e um aumento da frequência cardíaca em homens mais do que em mulheres [41].

No que diz respeito aos efeitos a longo prazo do exercício físico sobre a HAS, os regimes de exercício físico cardiorrespiratório demonstraram ser eficazes na redução da incidência de HAS, ou na redução da pressão arterial nos doentes já hipertensos, verificando-se diminuições de 5 a 15 mmHg na PA sistólica, com reduções menos pronunciadas no idoso [62,69–71]. A variação negativa da PA diastólica com o mesmo tipo de exercício, apesar de benéfica cronicamente, é menos acentuada. [72].

A magnitude da redução possui algumas peculiaridades: parece ser independente do índice de massa corporal [73] e é maior em indivíduos hipertensos de meia idade [62], com pior controle em *não-dippers* [73] (*dippers* são denominados indivíduos que tem redução da PA durante o sono comparados com o período de vigília).

Já os programas de exercício físico resistido (excêntrico e concêntrico), apresentam cronicamente diminuições significativas de aproximadamente 3 mmHg em repouso na PA média [25].

Embora essas mudanças modestas possam não parecer relevantes estatisticamente, do ponto de vista clínico uma redução entre 2 a 3 mmHg na média de PA sistólica estima-se a redução da doença coronária em 5-9%, redução do acidente vascular encefálico 8-14% e redução da mortalidade por todas as causas cardiovasculares em 4% [63,7474].

Tendo em vista uma redução discreta da PA com o exercício físico, é facilmente perceptível que o exercício não "cura" a HAS, mas ainda assim é um ótimo complemento terapêutico. Se entender que ele apresenta, além disso, mecanismos protetores pleiotrópicos (propriedade de um gene determinar mais de uma característica fenotípica), como a redução do peso corporal, adiposidade visceral, inflamação, e melhoria da função endotelial, percebe-se melhor o seu efeito global, independente da redução da PA, na melhoria do quadro de saúde cardiovascular [31].

Mediante ao exposto, o exercício físico aumenta a capacidade funcional cardiovascular e diminui a demanda de oxigênio do miocárdio em qualquer nível de atividade física em pessoas aparentemente saudáveis, bem como na maioria dos indivíduos com doença cardiovascular tornando-se um dos fatores importantes na saúde cardiovascular [75], ainda além todos os benefícios que o bom controle da PA leva a saúde. Acrescentando, a atividade física regular é necessária para manter esses efeitos de treinamento.

5.3 Prescrição de exercício físico e monitorização ao esforço

Tipo
(Principalmente atividade aeróbia complementada por exercício de resistência de força ou força isométrica)

A maioria dos estudos de intervenção utilizou modelos de treino de resistência cardiorrespiratório. Exercícios rítmicos, aeróbicos envolvendo os principais grupos musculares (andar, correr, ciclismo, natação) são uma estratégia de sucesso na redução da PA (5-15 mmHg) [40]. Comparativamente, o treino de força resistida determina resposta hipotensora menos profusa (5 mmHg), no entanto a sua eficácia pode ser potencializada, se aplicado na forma de circuito, com recurso à um maior número de repetições com cargas mais leves [8].

As diretrizes atuais de pesquisa em exercício físico recomendam inclusão de treinamento de resistência de força para pessoas saudáveis de todas as idades e muitos pacientes com doenças crônicas, incluindo doenças cardiovasculares[76]. Um cuidado importante é que este tipo de programa deverá estabelecer pontos de interrupção baseados na PAD (aumento superior a 20 mmHg PAD basal ou PAD acima 120 mmHg durante o exercício físico)[31], devendo rever o plano de treino e/ou medicação. Outro cuidado muito importante para adesão é que os gostos e preferências individuais devem ser levados em conta.

Frequência
(De preferência todos os dias da semana)

A frequência de quatro a sete dias de atividade física por semana é eficaz na redução da PA, com duração de 30 min de exercício aeróbio dinâmico[4,25,33,77-79] (Caminhada, corrida leve, ciclismo ou natação) totalizando entre 90 a 150 min semanais acumulados de exercício físico[26]. Incluindo treinamento de resistência de força dois a três dias por semana com complemento para adaptações, melhorias ou manutenção dos grupamentos musculares[76].

Intensidade
(Atividade física preferencialmente de intensidade moderada)

Intensidades entre 65 a 75% da frequência cardíaca de reserva (FC Reserva) parecem conduzir a efeito hipotensor mais acentuado [62]. Desta forma, o benefício de saúde deriva de retirar as pessoas de um estado de insuficientemente ativo para a atividade, sendo o treino conduzido em intensidade moderada o mais eficaz e seguro para o efeito, e com maiores taxa de adesão. A tabela 11 apresenta a classificação para intensidade do Exercício Físico.

Para a prática profissional a consideração do VO_2 muitas vezes é uma medida distante pela necessidade de equipamentos especializados de mensuração ou cálculos baseados em testes físicos previamente aplicados. Pelo maior alcance e praticidade podemos usar a frequência cardíaca como preditor da intensidade a ser proposta no exercício físico conforme se vê na tabela 11.

A magnitude da redução da PA obtida com intensidades entre 40 a 70% VO_2 Reserva (Quadro 3) parece uniforme [80,81]. Esta intensidade corresponde a aproximadamente 12-13 na escala de Borg (6-20) [82] – Figura 14. A confiabilidade na escala de Borg para monitorar a intensidade de exercício no hipertenso ganha especial relevância nos doentes betabloqueados, uma vez que nestes a resposta hemodinâmica ao exercício pode sofrer interferências.

Os betabloqueadores, por meio do bloqueio dos receptores beta-adrenérgicos, reduzem a frequência cardíaca tanto em repouso quanto em esforço físico, reduzindo o débito cardíaco, como a prescrição da intensidade do exercício físico utilizada em programas de prevenção e reabilitação cardíacas baseia-se principalmente na frequência cardíaca como indicador de intensidade de esforço, deve-se ter maior cuidado com usuários de betabloqueadores [83].

Tabela 11 - Classificação da intensidade do exercício físico: intensidade relativa do *endurance* e exercício de resistência de força. Adaptado de Garber[26]

Exercício Físico Aeróbico				Exercício Físico de Resistência de Força
Intensidade Relativa				
Intensidade	%VO2R ou %FCR	%FCmáx	%VO2máx	%1RM
Muito leve	< 30	< 57	< 37	< 30
Leve	30 – 39	57 – 63	37 – 45	30 – 49
Moderada	40 – 59	64 – 76	46 – 63	50 – 69
Vigorosa	60 – 89	77 – 95	64 – 90	70 – 64
Sub máximo para máximo	≥ 90	≥ 96	≥ 91	≥ 85

%VO_2R: % reserva de absorção de oxigênio; %FCR: % frequência cardíaca de reserva; %$FC_{máx}$: % da frequência cardíaca máxima; %$VO_{2máx}$: % captação máxima de oxigênio; %1RM: % de 1 repetição máxima

Figura 14 - A escala de 15 graus para avaliações de esforço percebido (escala de Borg 6-20)

Escala de Percepção de Esforço de Borg		
6		
	7	Muito fácil
8		
	9	Fácil
10		
	11	Razoavelmente fácil
12		
	13	Um pouco difícil
14		
	15	Difícil
16		
	17	Muito difícil
18		
	19	Exaustivo
20		

Fonte: Adaptado de Borg (1982) [82]

Em indivíduos, identificados, com menor risco cardiovascular (pré hipertensos ou hipertensos grau 1 sem outros fatores de risco), pode avaliar o uso de treino intervalado de alta intensidade [84] (alternância de intensidades variáveis de treino na mesma sessão).

Quadro 3 – Cálculo do VO$_2$Reserva e FCReserva[19]

$$VO_2Reserva = VO_2Máximo - VO_2Repouso$$

$$FCreserva = FCmax - FCrepouso$$

As recomendações de intensidade para o Exercício de Força resistida incluem um conjunto de 8 a 10 exercícios diferentes para grandes grupos musculares em volume de 10 a 15 repetições dinâmicas (fases concêntrica e excêntrica) de carga moderada (50 a 80% 1RM), podendo ser aplicados no formato de circuito[7,32,76].

Duração
(30 min ou mais contínuo ou fracionado de exercício físico por dia)

A maioria de ensaios randomizados controlados existentes com hipertensos usou geralmente exercício contínuo com duração entre 30 e 60 minutos por sessão [6]. A redução de PA resultante é semelhante para o intervalo de tempo referido. Existe a possibilidade de fracionar o período total diário em porções menores (exemplo três momentos de 10 min ao dia) de atividade física, uma vez que provoca o mesmo tipo de resposta tensional [80], desde que o volume de exercício físico seja idêntico.

Em suma, recomenda-se a prescrição de exercício no tratamento da hipertensão, sobretudo na forma de exercício aeróbio[4,25,77,85], 30-60 min, quatro a sete dias por semana, numa intensidade correspondente a 65-85% FCR. O treino de força ou resistência muscular dinâmica, apesar de não ser o mais eficaz na redução da pressão arterial, pode ser integrado no regime de exercício físico desde que a resposta tensional diastólica ao exercício esteja dentro de limites de segurança (PA diastólica dentro dos limites preconizados [31]), complementando o programa de exercício físico duas a três vezes por semana [77].

Resumo:
As principais recomendações apresentadas pelas diretrizes das sociedades internacionais foram compiladas e organizadas em um quadro (quadro 4) com o respectivo nível de evidência [86]. A classificação de evidências apresenta o seguinte índice:

Nível A: Dados obtidos a partir de múltiplos estudos randomizados de bom porte, concordantes e/ou de metanálise robusta de estudos clínicos randomizados;

Nível B: Dados obtidos a partir de metanálise menos robusta, a partir de um único estudo randomizado ou de estudos não randomizados (observacionais);

Nível C: Dados obtidos de opiniões consensuais de especialistas;

Nível D: Qualquer estimativa de efeito é muito incerta.

Quadro 4 - Recomendações clínicas para exercício físico em hipertensos

Recomendação clínica	Classificação do grau de evidência[86]	Recomendado por ...
O aumento da atividade física é considerado uma intervenção para prevenir a progressão em pacientes com pré-hipertensão, bem como uma estratégia de tratamento para pacientes com hipertensão estágio 1 ou 2.	A	WHO[87]; International Society of Hypertension[34]; US Joint National Committee on Prevention, Detection, Evaluation, And Treatment of High Blood Pressure[78]; e ACSM/AHA[88].

Recomendação clínica	Classificação do grau de evidência[86]	Recomendado por ...
Recomendações suportam programas de exercício físico, principalmente aeróbico, no tratamento da hipertensão arterial	A	National Heart Foundation[89]; AHA[90]; SBC[15]; WHO[87]; International Society of Hypertension[34]; ESH/ESC[79]; e ACSM[25].
Redução de 2 mmHg na PAS e PAD com exercício reduz o risco de acidente vascular encefálico em 14% e 17%, e doença arterial coronariana em 9% e 6%, respectivamente	A	ACSM[25]
A triagem pré-participação depende da intensidade do exercício físico planejado e da evolução global do paciente para alteração do risco cardiovascular	A	ACSM[25], AHA[90], e ACC[81,91]
Contraindicações absolutas para exercício aeróbico e resistência de força incluem infarto recente do miocárdio ou alterações no eletrocardiograma, bloqueio cardíaco completo, insuficiência cardíaca congestiva aguda, angina instável e hipertensão grave não controlada (pressão arterial≥ 180/110 mmHg)	A	ACSM[25], AHA[90], e ACC[81,91]
150 min de atividade física semanal oferecem uma alternativa que pode ser usada para complementar a medicação anti-hipertensiva	B	AHA[92]
Treinamento de resistência de força poderá ser aconselhado como complemento duas a três vezes por semana.	B	AHA[90]; ESH/ESC[79]; ACSM[25]; SBC[15]
Hipertenso devem ser aconselhados a praticar pelo menos 30 min de exercício aeróbio dinâmico de intensidade	C	National Heart Foundation[89]; AHA[90]; SBC[15]; WHO[87]; International Society

Recomendação clínica	Classificação do grau de evidência[86]	Recomendado por ...
moderada (Caminhada, corrida leve, ciclismo ou natação) em 4-7 dias por semana		of Hypertension[34]; ESH/ESC[79]; e ACSM[25].
Exercícios de preensão palmar (*hand-grip*) podem ser utilizados no tratamento da HAS	C	AHA[25]
Exercícios com duração ou intensidade maior que a recomendada não apresentam maior eficácia na redução da PA	C	Canadian Hypertension Education Program[93]
Protocolos de Exercício físico isométrico não são recomendados para Hipertensos	D	ESH/ESC[79]
Exercício de força resistida para hipertensos são indicados na forma de oito a dez tipos de exercício físico, três séries de 10 a 15 repetições, para os principais grupos musculares, dando prioridade para execução unilateral, quando possível. Intervalos de descanso passivos de 90 a 120 seg.	Sem classificação	SBC[15]

ACC - American College of Cardiology, ACSM - American College of Sports Medicine, AHA - American Heart Association, ESC - European Society of Cardiology, ESH - European Society of Hypertension, SBC - Sociedade Brasileira de Cardiologia; WHO - World Health Organization.

5.4 Cuidados e riscos do Exercício Físico na Hipertensão Arterial

Apesar de todos os benefícios que se reconhecem ao exercício físico na prevenção e controle da HAS, o mesmo não é desprovido de risco em situações particulares, pela qual um adequado rastreio médico/desportivo é obrigatório. Destaca-se também o cuidado do profissional de educação física em fazer avaliações e testes prévios para a estratificação de risco e definição de conduta.

Em geral, as principais preocupações pré – participação da atividade física [31] são:

a) identificar contraindicações absolutas para a prática de determinado exercício ou modalidade;

b) estratificar o risco cardiovascular impondo determinadas limitações de exercício ou modalidade (contraindicações relativas);

c) individualizar o programa de exercício físico no sentido de se promover para cada patologia exercícios com ação preventiva em relação a complicações, ou com intuito reabilitativo (medicina do exercício físico).

A complicação mais temida é a morte súbita. Acima dos 35 anos geralmente é devida a cardiopatia isquêmica silenciosa, contudo a sua prevalência é pouco expressiva na população usuária de farmacoterapia de controle. A complexidade do rastreio pré-participação depende da intensidade do exercício físico e do risco cardiovascular global do hipertenso. No indivíduo assintomático com PA <180/110mmHg que irá participar de exercício de intensidade leve a moderada (<60% VO_2 Reserva), geralmente não há necessidade de exames diagnósticos adicionais à avaliação de rotina [25]. Indivíduos sem doença cardiovascular e PA >180/110 mmHg, devem realizar o teste de esforço antes de iniciarem atividade física de intensidade moderada (40-60% VO_2 Reserva), mas não para atividades leves (<40% VO_2 Reserva) [54]. Em doentes com doença cardiovascular documentada, a prova de esforço é necessária independentemente do nível de intensidade, e o início de atividade vigorosa (>60% VO2 Reserva) devem ser realizados apenas em centros especializados em reabilitação cardíaca [25].

No hipertenso em particular, ainda as preocupações concretizam-se na necessidade de [31]:

a) diagnóstico de doença cardiovascular silenciosa (exames e investigação médica)

b) identificação do indivíduo com risco cardiovascular aumentado (mais de 1 fator de risco associado), HAS grau 2 não controlada, angina instável ou diabetes mellitus descompensada - não deverão treinar até terem a sua situação clínica estabilizada;

c) personalização do plano de exercício físico no sentido de se evitarem exercícios ou modalidades conducentes a elevação da PA.

A Diretriz Brasileira de Hipertensão Arterial [15], é consensual as diretrizes internacionais[25,31,93,94] recomendando que hipertensos com níveis de PA mais elevados ou que possuam mais de 3 fatores de risco, diabetes, lesão do órgão alvo ou cardiopatias façam um teste ergométrico antes de realizar exercícios físicos em intensidade moderada. Além disso, todo hipertenso que for se engajar em esportes competitivos ou exercícios de alta performance deve fazer uma avaliação médica cardiovascular completa.

É fundamental que todo o profissional de Educação Física deve em sua anamnese obter os dados clínicos atualizados do paciente/cliente a fim de seguramente poder montar o programa de exercício físico individualizado ou estratificado aos seus grupos de intervenção.

Especificamente ao exercício de resistência de força a Associação Americana do Coração [76] e o Colégio Americano de Medicina Esportiva [26,40,95] apresentam considerações especiais para aqueles com e sem doenças cardiovasculares e/ou comorbidades associadas a HAS:

- Medicamentos anti-hipertensivos, como betabloqueadores e os diuréticos prejudicam a capacidade de regular a temperatura corporal durante o exercício físico em ambientes quentes e/ou úmidos podendo provocar hipoglicemia. Assim, deve-se redobrar o olhar de cuidado aos pacientes orientando-os sobre os sinais e sintomas que possam sentir pelo calor, o papel da hidratação, roupas adequadas para facilitar a refrigeração, os melhores momentos do dia para o exercício, importância de diminuir a dose de exercício (tempo e intensidade) durante períodos de aumento de calor ou umidade e métodos para prevenir a hipoglicemia.
- Como os agentes anti-hipertensivos da classe dos alfa-bloqueadores, bloqueadores de canais de cálcio e vasodilatadores provocam episódios hipotensivos após cessação abrupta da atividade física, fazer um período de desaquecimento/ desaceleração da FC é recomendado.
- Muitas pessoas com HAS têm excesso de peso (IMC 25- 29,9 kg/m²) ou obesos (IMC >30 kg/m²). Portanto, um programa de exercícios que incrementa um gasto calórico diário superior a 300 kcal, juntamente com reduções no consumo de energia, deve ser recomendado. A combinação de exercícios regulares, controle alimentar e consequente redução de peso será eficaz na redução da PA de repouso.
- As pessoas mais velhas (acima de 60 anos) parecem demonstrar aumentos semelhantes em VO$_2$max e reduções em PA com treinamento físico como adultos jovens.

Diante de todo o contexto dos cuidados e testes, recomenda-se a busca pelas diretrizes específicas que existem da triagem pré-participação para indivíduos que desejem ser fisicamente ativos, a fim de maximizar os múltiplos benefícios para a saúde associados à atividade física e minimizando os riscos.

Resumo da prescrição do exercício físico:

Exercício físico cardiorrespiratório:
- Preferencialmente todos os dias
- Entre 30 a 60 min por dia
- De intensidade moderada 40 a 60% da FC_R

Exercício físico resistido dinâmico
- Complementar ao cardiorrespiratório
- Duas a três vezes por semana
- Pode ser utilizados de forma tradicional (sequência de séries e repetições) ou na forma de circuito
- Priorizando os grandes grupos musculares
- Oito a dez tipos de exercício físico, uma a três séries de 10 a 15 repetições
- Quando possível preferir movimentos unilaterais
- Intervalos de descanso passivo de 90 a 120 s.

Exercício físico resistido isométrico
- Como uma opção de prática de atividade física para prevenção e tratamento da hipertensão
- Força de preensão palmar *(hand-grip)* e leg press são os exercícios físicos mais utilizados
- Quatro conjuntos de preensão manual de 2 min
- Ou contrações da perna sustentada em 20-50% da contração voluntária máxima
- Cada conjunto separado por um período de repouso de 1-4 min.

Exercício físico intervalado de alta intensidade
- Recomendado como opção para indivíduos, identificados, com menor risco cardiovascular (pré hipertensos ou hipertensos grau 1 sem outros fatores de risco).
- Maior efeito em hipertensos com sobrepeso e obesidade em relação aos com IMC eutrófico.
- Um exercício anaeróbico breve, de alta intensidade (por 6 s a 4 min) separados por episódios breves, porém ligeiramente mais longos de baixa intensidade (descanso aeróbio ativo 10 s a 5 min).
- Duração total de 20 a 30 min

Referências
1. Chobanian A V, Bakris G, Black HR, Cushman WC, Green L, Jr IJ, et al. Seventh report of the joint national committee on prevention, detection, evaluation, and treatment of high blood pressure. JAMA. 2003;289(19):2560-72.
2. Gkaliagkousi E, Gavriilaki E, Douma S. Effects of acute and chronic exercise in patients with essential hypertension: Benefits and risks. Am J Hypertens. 2015;28(4):429-39.
3. Bacon SL, Sherwood A, Hinderliter A, Blumenthal JA. Effects of exercise, diet and weight loss on high blood pressure. Sport Med. 2004;34(5):307-16.
4. Malachias M, Souza W, Plavnik F, Rodrigues C, Brandão A, Neves M, et al. 7ª Diretriz Brasileira de Hipertensão Arterial. Arq Bras Cardiol. 2016;107(3):1-83.
5. Millar PJ, Levy AS, Mcgowan CL, Mccartney N, Macdonald MJ. Isometric handgrip training lowers blood pressure and increases heart rate complexity in medicated hypertensive patients. Scand J Med Sci Sport. 2013 Feb;23(5):620-6.
6. Cornelissen VA, Smart NA. Exercise training for blood pressure: a systematic review and meta-analysis. Journal of the American Heart Association Wiley-Blackwell; Feb 1, 2013.
7. Cornelissen VA, Fagard RH. Effect of resistance training on resting blood pressure: a meta-analysis of randomized controlled trials. J Hypertens. 2005 Feb;23(2):251-9.
8. Kelley GA, Kelley KS. Progressive resistance exercise and resting blood pressure: a meta-analysis of randomized controlled trials. Hypertension. 2000 Mar 1;35(3):838-43.
9. Cardoso Jr CG, Gomides RS, Queiroz ACC, Pinto LG, Lobo F da S, Tinucci T, et al. Acute and chronic effects of aerobic and resistance exercise on ambulatory blood pressure. Clinics. 2010 Mar;65(3):317-25.
10. Blair SN. Physical inactivity: the biggest public health problem of the 21st century. Br J Sports Med. 2009 Jan;43(1):1-2.
11. Lee I-M, Shiroma EJ, Lobelo F, Puska P, Blair SN, Katzmarzyk PT, et al. Effect of physical inactivity on major non-communicable diseases worldwide: an analysis of burden of disease and life expectancy. Lancet. 2012 Jul 21;380(9838):219-29.
12. Thorp AA, Healy GN, Owen N, Salmon J, Ball K, Shaw JE, et al. Deleterious associations of sitting time and television viewing time with cardiometabolic risk biomarkers: australian diabetes, obesity and lifestyle (AusDiab) study 2004-2005. Diabetes Care. 2010 Feb 1;33(2):327-34.
13. Katzmarzyk PT, Church TS, Craig CL, Bouchard C. Sitting time and mortality from all causes, cardiovascular disease, and cancer. Med Sci Sports Exerc. 2009 May;41(5):998-1005.
14. Ezzati M, Hoorn S Vander, Lopez AD, Danaei G, Rodgers A, Mathers

CD, et al. Comparative quantification of mortality and burden of disease attributable to selected risk factors. Oxford University Press, editor. Global Burden of Disease and Risk Factors. New York: The International Bank for Reconstruction and Development / The World Bank; 2006.
15. Nobre F. VI Diretrizes Brasileiras de Hipertensão. Arq Bras Cardiol. 2010;95(1):1–51.
16. Guedes DP. Exercício físico na promoção da saúde. Londrina: Midiograf; 1995. 137 p.
17. Herdman TH, Kamitsuru S, North American Nursing Diagnosis Association. NANDA International, Inc. nursing diagnoses : definitions & classification 2018-2020. 11th ed. NANDA International, editor. New York: Thieme; 2017. 512 p.
18. Pate RR, O'Neill JR, Lobelo F. The Evolving definition of "sedentary." Exerc Sport Sci Rev. 2008 Oct;36(4):173–8.
19. Powers SK, Howley ET. Exercise physiology: theory and application to fitness and performance. Vol. 4th, Ed Human KineticsPub Champign. 2004. 648 p.
20. Word Health Organization. Global recommendations on physical activity for health. WHO Library Cataloguing-in-Publication Data. 2010.
21. Caspersen CJ, Powell KE, Christenson GM. Physical activity, exercise, and physical fitness: definitions and distinctions for health-related research. Public Health Rep. 1985;100(2):126–31.
22. Guedes DP. Atividade física, exercício físico e esporte: cuidados com a saúde. In: Zamai CA, Bankoff ADP, editors. Atividade física e saúde: experiências bem-sucedidas nas empresas, organizações e setor público. 1st ed. São Paulo: Paco editorial; 2013. p. 51–75.
23. Dunn AL, Marcus BH, Kampert JB, Garcia ME, Kohl HW, Blair SN. Comparison of lifestyle and structured interventions to increase physical activity and cardiorespiratory fitness: a randomized trial. JAMA. 1999 Jan 27;281(4):327–34.
24. Chen C-Y, Bonham AC. Postexercise hypotension: central mechanisms. Exerc Sport Sci Rev. 2010 Jul;38(3):122–7.
25. Pescatello, L. S., Franklin, B. A., Fagard, R., Farquhar, W. B., Kelley, G. A., & Ray CA. Exercise and hypertension: American College of Sports Medicine Position Stand. Med Sci ence Sport Exerc. 2004;36(3):533–53.
26. Garber CE, Blissmer B, Deschenes MR, Franklin BA, Lamonte MJ, Lee IM, et al. Quantity and quality of exercise for developing and maintaining cardiorespiratory, musculoskeletal, and neuromotor fitness in apparently healthy adults: guidance for prescribing exercise. Med Sci Sports Exerc. 2011 Jul;43(7):1334–59.
27. American College of Sports Medicine. Resistance Training for Health and Fitness [Internet]. 2016 [cited 2017 May 31]. Available from: https://www.acsm.org/docs/brochures/resistance-training.pdf

28. Casonatto J, Polito MD. Hipotensão pós-exercício aeróbio: uma revisão sistemática. Vol. 15, Revista Brasileira de Medicina do Esporte. Sociedade Brasileira de Medicina do Exercício e do Esporte; 2009. p. 151–7.
29. Aires MM. Fisiologia - Margarida de Melo Aires. quarta edi. Rio de Janeiro: Guanabara Koogan; 2012. 1353 p.
30. Urata H, Tanabe Y, Kiyonaga A, Ikeda M, Tanaka H, Shindo M, et al. Antihypertensive and volume-depleting effects of mild exercise on essential hypertension. Hypertension. 1987 Mar;9(3):245–52.
31. Ruivo JA, Alcântara P. Hipertensão arterial e exercício físico. Rev Port Cardiol. 2012;31(2):151–8.
32. MacDonald H V., Johnson BT, Huedo-Medina TB, Livingston J, Forsyth KC, Kraemer WJ, et al. Dynamic resistance training as stand-alone antihypertensive lifestyle therapy: a meta-analysis. J Am Heart Assoc. 2016 Oct 28;5(10):e003231.
33. McInnes GT. Lowering blood pressure for cardiovascular risk reduction. J Hypertens Suppl. 2005;23(1):S3-8.
34. Haines A, Patterson D, Rayner M, Hyland K. Prevention of cardiovascular disease. Occas Pap R Coll Gen Pract. 1992;(58):67–78.
35. Carlson DJ, Dieberg G, Hess NC, Millar PJ, Smart NA. Isometric exercise training for blood pressure management: A systematic review and meta-analysis. Mayo Clin Proc. 2014 Mar;89(3):327–34.
36. Millar PJ, McGowan CL, Cornelissen VA, Araujo CG, Swaine IL. Evidence for the role of isometric exercise training in reducing blood pressure: Potential mechanisms and future directions. Vol. 44, Sports Medicine. 2014. p. 345–56.
37. Carlson DJ, Inder J, Palanisamy SKA, McFarlane JR, Dieberg G, Smart NA. The efficacy of isometric resistance training utilizing handgrip exercise for blood pressure management: a randomized trial. Medicine (Baltimore). 2016 Dec;95(52):e5791.
38. Lawrence MM, Cooley ID, Huet YM, Arthur ST, Howden R. Factors influencing isometric exercise training-induced reductions in resting blood pressure. Scand J Med Sci Sport. 2015 Apr;25(2):131–42.
39. Barreto CB, Aguiar S da S, Palmeira R, Coelho Junior HJ, Gargaglione EML, Oliveira JF, et al. What is the minimum volume of aerobic physical exercise necessary to elicit postexercise hypotension? J Exerc Physiol online. 2015;18(6):24–34.
40. Pescatello LS, Arena R, Deborah R, Thompson PD. ACSM'S guidelines for exercise testing and prescription. Lippincott Williams & Wilkins. Wolters Kluwer/Lippincott Williams & Wilkins Health; 2014. 482 p.
41. Casonatto J, Goessler KF, Cornelissen VA, Cardoso JR, Polito MD. The blood pressure-lowering effect of a single bout of resistance exercise: a systematic review and meta-analysis of randomised controlled trials. Eur J Prev Cardiol. 2016;23(16):1700–14.

42. Duey WJ, O'Brien WL, Crutchfield AB, Brown LA, Williford HN, Sharff-Olson M. Effects of exercise training on aerobic fitness in African-American females. Ethn Dis. 1998;8(3):306–11.
43. Kelley GA, Kelley KS. Isometric handgrip exercise and resting blood pressure: a meta-analysis of randomized controlled trials. J Hypertens. 2010 Mar;28(3):411–8.
44. Owen A, Wiles J, Swaine I. Effect of isometric exercise on resting blood pressure: a meta analysis. J Hum Hypertens. 2010 Dec 25;24(12):796–800.
45. Inder JD, Carlson DJ, Dieberg G, McFarlane JR, Hess NC, Neil A Smart, et al. Isometric exercise training for blood pressure management: a systematic review and meta-analysis to optimize benefi. Hypertens Res. 2016 Feb 15;39(2):88–94.
46. Gill KF, Arthur ST, Swaine I, Devereux GR, Huet YM, Wikstrom E, et al. Intensity-dependent reductions in resting blood pressure following short-term isometric exercise training. J Sports Sci. 2015 Apr 3;33(6):616–21.
47. MacDermid J, Solomon G, Valdes C. ASHT Clinical assessment recommendations 3rd edition: impairment-based conditions. 3rd ed. MacDermid J, Solomon G, Valdes C, editors. Mount Laurel: American Society of Hand Therapists; 2015. 80 p.
48. Gibala MJ, Jones AM. Physiological and performance adaptations to high-intensity interval training. Nestle Nutr Inst Workshop Ser. 2013;76:51–60.
49. Ciolac EG. High-intensity interval training and hypertension: maximizing the benefits of exercise? Am J Cardiovasc Dis. 2012;2(2):102–10.
50. Trapp EG, Chisholm DJ, Freund J, Boutcher SH. The effects of high-intensity intermittent exercise training on fat loss and fasting insulin levels of young women. Int J Obes (Lond). 2008 Apr;32(4):684–91.
51. Ramos JS, Dalleck LC, Tjonna AE, Beetham KS, Coombes JS. The impact of high-intensity interval training versus moderate-intensity continuous training on vascular function: a systematic review and meta-analysis. Sport Med. 2015 May 15;45(5):679–92.
52. Pal S, Radavelli-Bagatini S, Ho S. Potential benefits of exercise on blood pressure and vascular function. J Am Soc Hypertens. 2013 Nov 1;7(6):494–506.
53. Casonatto J. Influência da prática regular de exercício aeróbico e resisitido na hipotensão pós-exercício: revisão sistemática com metanálises. Universidade Estadual de Londrina; 2013.
54. Pescatello LS, Kulikowich JM. The aftereffects of dynamic exercise on ambulatory blood pressure. Med Sci Sports Exerc. 2001;33(11):1855–61.
55. Forjaz CLM, Cardoso CG, Rezk CC, Santaella DF, Tinucci T. Postexercise hypotension and hemodynamics: the role of exercise intensity. J Sports Med Phys Fitness. 2004;44(1):54–62.
56. Forjaz CL, Tinucci T, Ortega KC, Santaella DF, Mion D, Negrão CE. Factors affecting post-exercise hypotension in normotensive and hypertensive humans. Blood Press Monit. 2000;5(5–6):255–62.

57. MacDonald JR, Rosenfeld JM, Tarnopolsky MA, Hogben CD, Ballantyne CS, MacDougall JD. Post exercise hypotension is not mediated by the serotonergic system in borderline hypertensive individuals. J Hum Hypertens. 2002 Jan;16(1):33–9.
58. Anunciação PG, Polito MD. A Review on post-exercise hypotension in hypertensive individuals. Arq Bras Cardiol Bras Cardiol. 2011 May;96(5):e100–9.
59. Cléroux J, Kouamé N, Nadeau A, Coulombe D, Lacourcière Y. Aftereffects of exercise on regional and systemic hemodynamics in hypertension. Hypertension. 1992;19(2):183–91.
60. Pescatello LS, MacDonald H V., Lamberti L, Johnson BT. Exercise for hypertension: a prescription update integrating existing recommendations with emerging research. Curr Hypertens Rep. 2015 Nov;17(11):87.
61. Macdonald JR. Potential causes, mechanisms, and implications of post exercise hypotension. J Hum Hypertens. 2002;16:225–36.
62. Hagberg JM, Park JJ, Brown MD. The role of exercise training in the treatment of hypertension: an update. Sports Med. 2000 Sep;30(3):193–206.
63. Whelton PK, He J, Appel LJ, Cutler JA, Havas S, Kotchen TA, et al. Primary prevention of hypertension: clinical and public health advisory from The National High Blood Pressure Education Program. JAMA. 2002 Oct 16;288(15):1882–8.
64. Pescatello LS, Miller B, Danias PG, Werner M, Hess M, Baker C, et al. Dynamic exercise normalizes resting blood pressure in mildly hypertensive premenopausal women. Am Heart J. 1999;138(5 I):916–21.
65. Rondon MUPB, Alves MJNN, Braga AMFW, Teixeira OTUN, Barretto ACP, Krieger EM, et al. Postexercise blood pressure reduction in elderly hypertensive patients. J Am Coll Cardiol. 2002 Feb 20;39(4):676–82.
66. Brasil, Ministério da Saúde, Secretaria de Atenção à Saúde, Departamento de Atenção Básica. Estratégias para o cuidado da pessoa com doença crônica : o cuidado da pessoa tabagista. Ministério da Saúde. 2015. 154 p.
67. Halliwill JR, Buck TM, Lacewell AN, Romero SA. Postexercise hypotension and sustained postexercise vasodilatation: what happens after we exercise? Exp Physiol. 2013 Jan;98(1):7–18.
68. Mattace-Raso FUS, Hofman A, Verwoert GC, Wittemana JCM, Wilkinson I, Cockcroft J, et al. Determinants of pulse wave velocity in healthy people and in the presence of cardiovascular risk factors: establishing normal and reference values. Eur Heart J. 2010 Oct 1;31(19):2338–50.
69. Duncan JJ, Farr JE, Upton SJ, Hagan RD, Oglesby ME, Blair SN. The effects of aerobic exercise on plasma catecholamines and blood pressure in patients with mild essential hypertension. Jama. 1985 Nov 8;254(18):2609–13.
70. Nelson L, Esler MD, Jennings GL, Korner PI. Effect of changing levels of physical activity on blood-pressure and haemodynamics in essential hypertension. Lancet. 1986 Aug 30;328(8505):473–6.

71. Blair SN, Goodyear NN, Gibbons LW, Cooper KH. Physical fitness and incidence of hypertension in healthy normotensive men and women. JAMA. 1984 Jul 27;252(4):487–90.
72. Wallace JP. Exercise in hypertension. A clinical review. Sport Med. 2003;33(8):585–98.
73. Fagard RH. Physical activity, physical fitness and the incidence of hypertension. J Hypertens. 2005 Feb;23(2):265–7.
74. Stamler J, Rose G, Stamler R, Elliott P, Dyer A, Marmot M. INTERSALT study findings. Public health and medical care implications. Hypertension. 1989 Nov;14(5):570–7.
75. Fletcher GF, Balady G, Blair SN, Blumenthal J, Caspersen C, Chaitman B, et al. Statement on exercise: benefits and recommendations for physical activity programs for all americans. Circulation. 1996;94(4).
76. Pollock ML, Franklin BA, Balady GJ, Chaitman BL, Fleg JL, Fletcher B, et al. Resistance exercise in individuals with and without cardiovascular disease: benefits, rationale, safety, and prescription an advisory from the Committee on Exercise, Rehabilitation, and Prevention, Council on Clinical Cardiology, American Heart Associatio. Circulation. 2000;8721(71):828–33.
77. Hamer M, Taylor AAA, Steptoe A. The effect of acute aerobic exercise on stress related blood pressure responses: a systematic review and meta-analysis. Biol Psychol. 2006;2(2):183–90.
78. Chobanian A V, Bakris GL, Black HR. Seventh report of the Joint National Committee on Prevention, Detection, Evaluation, and Treatment of High Blood Pressure. Hypertension. 2003;42(6):1206–52.
79. Mancia G, Fagard R, Narkiewicz K, Redón J, Zanchetti A, Böhm M, et al. 2013 ESH/ESC Guidelines for the management of arterial hypertension. J Hypertens. 2013;31(7):1281–357.
80. Fagard RH. Exercise characteristics and the blood pressure response to dynamic physical training. Med Sci Sports Exerc. 2001 Jun;33(6 Suppl):S484-92; discussion S493-4.
81. Whelton PK, Carey RM, Aronow WS, Casey DE, Collins KJ, Dennison Himmelfarb C, et al. 2017 ACC/AHA/AAPA/ABC/ACPM/AGS/APhA/ASH/ASPC/NMA/PCNA Guideline for the Prevention, Detection, Evaluation, and Management of High Blood Pressure in Adults: Executive Summary. Hypertension. 2017 Nov 13;1–416.
82. Borg GA. Psychophysical bases of perceived exertion. Med Sci Sport Exerc. 1982;14(5):377–81.
83. Vanzelli AS, Bartholomeu JB, Mattos LNJ, Brum PC. Prescrição de exercício físico para portadores de doenças cardiovasculares que fazem uso de betabloqueadores. Rev Soc Cardiol EStado São Paulo. 2005;15(4):10–6.
84. Skutnik BC, Smith JR, Johnson AM, Kurti SP, Harms CA. The effect of low volume interval training on resting blood pressure in pre-hypertensive

subjects: a preliminary study. Phys Sportsmed. 2016 Apr 2;44(2):177–83.
85. Kass LS, Poeira F. The effect of acute vs chronic magnesium supplementation on exercise and recovery on resistance exercise, blood pressure and total peripheral resistance on normotensive adults. J Int Soc Sports Nutr. 2015 Dec 24;12(1):19.
86. Guyatt GH, Oxman AD, Vist GE, Kunz R, Falck-Ytter Y, Alonso-Coello P, et al. GRADE: An emerging consensus on rating quality of evidence and strength of recommendations. Vol. 9, Chinese Journal of Evidence-Based Medicine. 2009. p. 8–11.
87. World Health Organization. Global recommendations on physical activity for health. Geneva World Heal Organ. 2010;60.
88. Haskell WL, Lee IM, Pate RR, Powell KE, Blair SN, Franklin BA, et al. Physical activity and public health: updated recommendation for adults from the American College of Sports Medicine and the American Heart Association. Vol. 39, Medicine and Science in Sports and Exercise. 2007. p. 1423–34.
89. The National Heart Foundation. Physical activity in patients with cardiovascular disease : management algorithm and information for general practice Heart Foundation physical activity algorithm for people with stable CVD. Heart Fail [Internet]. 2006 [cited 2017 Mar 7]; Available from: https://www.heartfoundation.org.au/images/uploads/publications/physical-activity-in-patients-with-cvd-management-algorithm.pdf
90. American Heart Association. American Heart Association Recommendations for Physical Activity in Adults. 2015 [cited 2017 Mar 7]; Available from: http://www.heart.org/HEARTORG/HealthyLiving/PhysicalActivity/FitnesBasics/American-Heart-Association-Recommendations-for-Physical-Activity-in-Adults_UCM_307976_Article.jsp#.V0hWLfmLTIU
91. Eckel RH, Jakicic JM, Ard JD, de Jesus JM, Houston Miller N, Hubbard VS, et al. 2013 AHA/ACC Guideline on Lifestyle Management to Reduce Cardiovascular Risk. J Am Coll Cardiol. 2014 Jul;63(25):2960–84.
92. Mosca L, Benjamin EJ, Berra K, Bezanson JL, Dolor RJ, Lloyd-Jones DM, et al. Effectiveness-based guidelines for the prevention of cardiovascular disease in women--2011 update: a guideline from the American Heart Association. J Am Coll Cardiol. 2011;57(12):1404–23.
93. Leung AA, Nerenberg K, Daskalopoulou SS, Mcbrien K, Zarnke KB, Dasgupta K, et al. Hypertension Canada's 2016 canadian hypertension education program guidelines for blood pressure measurement, diagnosis, assessment of risk, prevention, and treatment of hypertension. Can J Cardiol. 2016;32:569–88.
94. Mancia G, Fagard R, Narkiewicz K, Redon J, Zanchetti A, Böhm M, et al. 2013 ESH/ESC Guidelines for the management of arterial hypertension. Blood Press. 2013;22(4):193–278.
95. Gordon NF. Hypertension. In: Moore G, Durstine J, Painter P, Medicine

AC off S, editors. Exercise management for persons with chronic diseases and disabilities. 4 edth. Champaign, IL: Human Kinects; 2016. p. 59–63.

EXERCÍCIO FÍSICO E NUTRACÊUTICO EM USO COMBINADO

Nos capítulos anteriores pode-se entender como intervenções físicas e nutricionais podem levar a efeitos hipotensivos significativos e é recomendado para a prevenção e trato da hipertensão, principalmente sendo elas modificações do estilo de vida.

Dentre tais procedimentos, a modificação no estilo de vida torna-se uma das principais estratégias, devido ao menor custo e à ausência do efeito de substâncias farmacológicas no organismo. Dentre as possibilidades de modificação no estilo de vida, a prática regular de exercícios físicos (aeróbio e resistido) mostra-se como uma das formas menos onerosas, mais aplicáveis e com elevada possibilidade de reduzir da PA de repouso, tanto em hipertensos (contribuindo para a terapia) quanto em normotensos (auxiliando na prevenção) [1].

A redução da PA de repouso pelo exercício pode ocorrer de duas formas: crônica ou aguda (imediata). A redução crônica da PA de repouso relaciona-se ao treinamento físico sistemático, cujos mecanismos principais podem ser redução na descarga simpática de repouso (atenuando o estímulo sobre os receptores alfa e beta adrenérgicos) e melhor sensibilidade barorreflexa[2]. Já a redução aguda da PA de repouso ocorre nas primeiras horas após o término do exercício, no fenômeno denominado hipotensão pós-exercício. A via fisiológica dessa redução ainda não está totalmente estabelecida, podendo ser diferente entre o acompanhamento em ambiente controlado (laboratório) e durante as atividades diárias (medida ambulatorial). Investigações que utilizaram o exercício aeróbio apontam para ação de substâncias vasodilatadoras liberadas pelo endotélio e/ou menor ação nervosa simpática (que inferir sobre o débito cardíaco e vasodilatação periférica)[3].

Através do exercício físico têm sido identificado a ocorrência da hipotensão pós-exercício (redução aguda) com a PA reduzida por até 22 h após uma única sessão. Independente se a característica do exercício físico for de resistência aeróbia, resistência de força ou força isométrica recomendou-se para efeitos salutares um mínimo de 150 min/semana de atividade física moderada (ver Capítulo 2) e a prática de exercício físico de forma crônica trará consigo todos os benefícios psico-fisiológicos em prol da saúde e neste caso, controle da PA.

A utilização de métodos não farmacológicos para auxiliar o controle da PA é fundamental para a proposição de tratamentos mais efetivos do ponto de vista da preservação e recuperação da função biológica. Dessa forma, a hipotensão pós-exercício destaca-se como um possível agente colaborador do tratamento de problemas relacionados ao sistema cardiovascular. No entanto, para que a mesmas tenha relevância clínica, é importante que sua magnitude seja significativa e que perdure por várias horas. Assim, é importante observar que poucos estudos conseguiram identificar queda dos níveis ambulatoriais da PA em normotensos [4,5]. Porém, em hipertensos, vários estudos demonstraram efeito significante na PA ambulatorial [6–17], mesmo com administração de drogas anti-hipertensivas [9].

Por outro lado, modificações dietéticas também demonstraram benefícios sobre a PA através de cuidados alimentares específicos como controle da ingestão de sódio, álcool, de baixa ingestão de gorduras saturadas, uma dieta rica em frutas, vegetais, produtos integrais, gorduras insaturadas (ômegas 3 e 9) e antioxidantes, redução do peso e possivelmente aumento no consumo de alguns micronutrientes, como potássio e cálcio levando a um melhor controle da PA (ver capítulo 3).

Abordado ainda que Nutracêuticos, nutrientes com potencial efeito farmacoterápico, apresentem possibilidades terapêuticas hipotensoras através de efeitos vasodilatadores, protetor antioxidante vascular e nutrientes que em sua deficiência ou suplementação interferem diretamente na homeostase pressórica (apresentado no Capítulo 4).

Neste capítulo final será abordado uma hipótese terapêutica que na comunidade científica é um "livro em branco" que está começando a ser escrito. Hipótese esta que se o exercício físico tem efeitos hipotensores e se os nutracêuticos também possuem esta qualidade, será possível que a suplementação de nutracêutico maximize a duração e a magnitude dos efeitos hipotensores pós-exercício?

Vale ressaltar que poucos ensaios clínicos foram encontradas na literatura sobre o papel dessas substâncias na resposta pressórica após a realização de exercício físico e o papel deste capítulo será apresentar os resultados encontrados e trazer uma reflexão que instigue os profissionais de saúde a entender a necessidade da busca continua do conhecimento e atualização já que a ciência é dinâmica e evolutiva.

Os primeiros ensaios clínicos relacionando o uso de L-arginina, L-citrulina, nitritos e nitratos e outros derivados de arginina como precursores de NO datam da década de 90 [18–20] surgindo ainda as primeiras metanálises sobre os caminhos da L-arginina e NO [21]. Com a hipótese vasodilatadora estimulada via precursores de NO os ensaios voltaram-se no uso desses e seu efeito sobre a atividade física e esporte [22–28]. Os resultados encontrados foram controversos sobre o desempenho físico, consumo de oxigênio e alterações da tolerância a um protocolo agudo de exercício físico podendo estar correlacionadas tanto a um possível efeito nulo dessa associação na condição ergogênica quanto pelas limitações dos estudos e protocolos diversificados. Por isso há uma necessidade de mais estudos sobre o efeito ergogênico dos vasodilatadores nutricionais no exercício físico e esporte.

No entanto, como sabe-se que os precursores de NO pode melhorar a sua biodisponibilidade, os estudos começaram nos últimos anos a examinar os efeitos de sua suplementação aguda associada com exercício físico não no papel ergogênico e sim sobre a PA [29–36]. Como exemplo um ensaio clínico de Puga et al (2016) [29], na qual associou a suplementação de L-arginina (9 g) a trinta minutos de exercício físico de resistência aeróbica em mulheres com menopausa e constatou uma redução de 5 a 9 mmHg na PA diastólica em até noventa minutos pós teste sendo superior aos resultados obtidos nos outros grupos de intervenção, controle e apenas suplementação. Alguns outros estudos utilizando a suplementação de nitrato entre 30 a 60 mg/d associado a protocolos de exercício físico (principalmente de resistência cardiorrespiratória) apresentaram queda da PA significante combinando a hipotensão pós exercício a suplementação [31,34,35,37]. Apenas dois ensaios clínicos nestes moldes não apresentaram alterações significantes na PA pós exercício físico, entretanto um o protocolo de exercício selecionado foi o de força isométrica com *handgrip*[38] e outro os pacientes eram portadores de doença pulmonar obstrutiva crônica [36].

Relativo a suplementação de L-citrulina foi localizado um estudo em que utilizou-se 6 g do suplemento e exercício de plataforma vibratória em mulheres obesas pós menopausa [39]. Apresentando uma redução significativa de 5 mmHg na PA média nesta associação exercício físico + L-citrulina em relação ao controle. Um grupo de pesquisa da Universidade do Norte do Paraná – Grupo de Estudo e Pesquisa em Fisiologia e Atividade Física – coordenado pelo Professor Juliano Casonatto possui projetos de pesquisa sobre o Impacto da suplementação de L-citrulina e L-arginina no comportamento da pressão arterial pós-exercício em normotensos e hipertensos, dados estes promissores quanto a suplementação associada ao exercício físico.

Resultados já publicados como a de que a suplementação de citrulina malato pode potencializar os efeitos da hipotensão pós-exercício em indivíduos normotensos [40]. Ainda de que a suplementação oral de citrulina induzindo maior resposta hipotensiva pós-exercício em indivíduos hipertensos do que normotensos [41]. Por fim, em uma análise de 24 horas a associação de citrulina malato a uma sessão de exercício físico promoveu uma redução adicional da pressão arterial em comparação apenas ao exercício físico numa população de portadores de hipertensão arterial [42]. Demonstrando que a associação dessas duas vias não farmacológicas podem ser adequadas no controle da PA.

Porém, ainda o mesmo grupo levanta a conjectura sobre a responsividade interindividual a respeito da sensibilidade ao exercício físico e/ou a suplementação nutracêutica, com alguns resultados em processo de publicação científica, mas que demonstram que uma pequena parcela amostral não responde a intervenção isolada do exercício ou nutracêutico, entretanto, quando combinados geram a consequência hipotensora esperada.

Já a associação polifenóis e exercício físico para o efeito hipotensor pós exercício é pesquisado por Miranda Neto no grupo de pesquisa do Laboratório de Estudos de Treinamento Físico Aplicado ao Desempenho e à Saúde, Universidade Federal da Paraíba, através da oferta de suco de uva tinto integral. Foi suplementado 100 a 150 ml de suco de uva integral sobre um protocolo de exercício físico aeróbio em esteira, com 60 a 85 % da frequência cardíaca máxima durante 60 min; concluíram que o suco promove uma redução da PA em repouso e também é capaz de melhorar a hipotensão pós exercício em indivíduos com hipertensão, mas esses efeitos dependem dos valores iniciais da PA [43]. Por fim, outro nutriente suplementado foi o magnésio associado ao exercício de *leg press* até a fadiga (300 mg de magnésio) apresentando uma redução da PA diastólica com a suplementação aguda mas não crônica no exercício físico de força [44].

Como exposto inicialmente há esse delineamento experimental testando a hipótese de que se há efeito hipotensor pós exercício físico e se há nutracêuticos com a mesma terapêutica hipotensora qual seria o resultado da associação dos dois tratamentos. Em busca de respostas, novas pesquisas estão e deverão ser feitas para determinar dose, momento, resposta e /ou se realmente há potencialidade nesta associação. Já que, toda a modificação positiva no estilo de vida no contexto da Hipertensão traz consigo uma maior qualidade e expectativa de vida ao paciente e se o profissional de saúde pode trazer a luz do conhecimento à sua prática diária, com efetivo resultado, porque não buscá-lo incessantemente através de ferramentas como esse livro se propôs a ser.

Referências

1. Pescatello, L. S., Franklin, B. A., Fagard, R., Farquhar, W. B., Kelley, G. A., & Ray CA. Exercise and hypertension: American College of Sports Medicine Position Stand. Med Sci ence Sport Exerc. 2004;36(3):533–53.
2. Cléroux J, Kouamé N, Nadeau A, Coulombe D, Lacourcière Y. Aftereffects of exercise on regional and systemic hemodynamics in hypertension. Hypertension. 1992;19(2):183–91.
3. Macdonald JR. Potential causes, mechanisms, and implications of post exercise hypotension. J Hum Hypertens. 2002;16:225–36.
4. Bermudes AML de M, Vassallo DV, Vasquez EC, Lima EG. Ambulatory blood pressure monitoring in normotensive individuals undergoing two single exercise sessions: resistive exercise training and aerobic exercise training. Arq Bras Cardiol. 2004 Jan;82(1):65–71, 57–64.
5. Forjaz CL, Tinucci T, Ortega KC, Santaella DF, Mion D, Negrão CE. Factors affecting post-exercise hypotension in normotensive and hypertensive humans. Blood Press Monit. 2000;5(5–6):255–62.
6. Pescatello LS, Fargo AE, Leach CN, Scherzer HH. Short-term effect of dynamic exercise on arterial blood pressure. Circulation. 1991 May;83(5):1557–61.
7. Pescatello LS, Miller B, Danias PG, Werner M, Hess M, Baker C, et al. Dynamic exercise normalizes resting blood pressure in mildly hypertensive premenopausal women. Am Heart J. 1999;138(5 I):916–21.
8. Park S, Rink LD, Wallace JP. Accumulation of physical activity leads to a greater blood pressure reduction than a single continuous session, in prehypertension. J Hypertens. 2006 Sep;24(9):1761–70.
9. Ciolac EG, Guimarães G V., D´Àvila VM, Bortolotto LA, Doria EL, Bocchi EA. Acute effects of continuous and interval aerobic exercise on 24-h ambulatory blood pressure in long-term treated hypertensive patients. Int J Cardiol. 2009 Apr 17;133(3):381–7.
10. Wallace JP, Bogle PG, King BA, Krasnoff JB, Jastremski CA. The magnitude and duration of ambulatory blood pressure reduction following acute exercise. J Hum Hypertens. 1999 Jun;13(6):361–6.
11. Quinn TJ. Twenty-four hour, ambulatory blood pressure responses following acute exercise: impact of exercise intensity. J Hum Hypertens. 2000 Sep;14(9):547–53.
12. Pescatello LS, Kulikowich JM. The aftereffects of dynamic exercise on ambulatory blood pressure. Med Sci Sports Exerc. 2001;33(11):1855–61.
13. Taylor-Tolbert NS, Dengel DR, Brown MD, McCole SD, Pratley RE, Ferrell RE, et al. Ambulatory blood pressure after acute exercise in older men with essential hypertension. Am J Hypertens. 2000 Jan;13(1 Pt 1):44–51.
14. Pescatello LS, MacDonald H V., Lamberti L, Johnson BT. Exercise for

hypertension: a prescription update integrating existing recommendations with emerging research. Curr Hypertens Rep. 2015 Nov;17(11):87.
15. Park S, Jastremski CA, Wallace JP. Time of day for exercise on blood pressure reduction in dipping and nondipping hypertension. J Hum Hypertens. 2005 Aug 16;19(8):597–605.
16. Syme AN, Blanchard BE, Guidry MA, Taylor AW, VanHeest JL, Hasson S, et al. Peak systolic blood pressure on a graded maximal exercise test and the blood pressure response to an acute bout of submaximal exercise. Am J Cardiol. 2006 Oct 1;98(7):938–43.
17. Blanchard BE, Tsongalis GJ, Guidry MA, LaBelle LA, Poulin M, Taylor AL, et al. RAAS polymorphisms alter the acute blood pressure response to aerobic exercise among men with hypertension. Eur J Appl Physiol. 2006 May 9;97(1):26–33.
18. Hind JM, Doodson AC. Oral L-arginine supplementation has no effect on cardiovascular responses to lower body negative pressure in man. Clin Auton Res. 1994 Dec;4(6):293–7.
19. Wennmalm A, Edlund A, Granström EF, Wiklund O. Acute supplementation with the nitric oxide precursor L-arginine does not improve cardiovascular performance in patients with hypercholesterolemia. Atherosclerosis. 1995 Dec;118(2):223–31.
20. Clarkson P, Adams MR, Powe AJ, Donald AE, McCredie R, Robinson J, et al. Oral L-arginine improves endothelium-dependent dilation in hypercholesterolemic young adults. J Clin Invest. 1996 Apr 15;97(8):1989–94.
21. Fisman EZ, Tenenbaum A, Shapira I, Pines A, Motro M. The nitric oxide pathway: is L-arginine a gate to the new millennium medicine? A meta-analysis of L-arginine effects. J Med. 1999;30(3–4):131–48.
22. McKinley-Barnard S, Andre T, Morita M, Willoughby DS. Combined L-citrulline and glutathione supplementation increases the concentration of markers indicative of nitric oxide synthesis. J Int Soc Sports Nutr. 2015;12:27.
23. Willoughby DS, Boucher T, Reid J, Skelton G, Clark M. Effects of 7 days of arginine-alpha-ketoglutarate supplementation on blood flow, plasma L-arginine, nitric oxide metabolites, and asymmetric dimethyl arginine after resistance exercise. Int J Sport Nutr Exerc Metab. 2011 Aug;21(4):291–9.
24. Bailey SJ, Blackwell JR, Lord T, Vanhatalo A, Winyard PG, Jones AM. L-citrulline supplementation improves O2 uptake kinetics and high-intensity exercise performance in humans. J Appl Physiol. 2015 Aug 15;119(4):385–95.
25. Liu T-H, Wu C-L, Chiang C-W, Lo Y-W, Tseng H-F, Chang C-K. No effect of short-term arginine supplementation on nitric oxide production, metabolism and performance in intermittent exercise in athletes. J Nutr Biochem. 2009 Jun;20(6):462–8.
26. Sandbakk SB, Sandbakk Ø, Peacock O, James P, Welde B, Stokes K, et al. Effects of acute supplementation of L-arginine and nitrate on endurance and sprint performance in elite athletes. Nitric Oxide - Biol Chem. 2015 Aug

1;48:10–5.
27. Alvares TS, Conte-Junior CA, Silva JT, Paschoalin VMF. l-arginine does not improve biochemical and hormonal response in trained runners after 4 weeks of supplementation. Nutr Res. 2014 Jan;34(1):31–9.
28. Vanhatalo A, Bailey SJ, DiMenna FJ, Blackwell JR, Wallis GA, Jones AM. No effect of acute l-arginine supplementation on O2 cost or exercise tolerance. Eur J Appl Physiol. 2013 Jul 20;113(7):1805–19.
29. Puga GM, de P. Novais I, Katsanos CS, Zanesco A. Combined effects of aerobic exercise and l -arginine ingestion on blood pressure in normotensive postmenopausal women: A crossover study. Life Sci. 2016 Apr 15;151:323–9.
30. Campbell R, Fisher JP, Sharman JE, McDonnell BJ, Frenneaux MP. Contribution of nitric oxide to the blood pressure and arterial responses to exercise in humans. J Hum Hypertens. 2011 Apr 27;25(4):262–70.
31. Vanhatalo A, Bailey SJ, Blackwell JR, DiMenna FJ, Pavey TG, Wilkerson DP, et al. Acute and chronic effects of dietary nitrate supplementation on blood pressure and the physiological responses to moderate-intensity and incremental exercise. Am J Physiol Integr Comp Physiol. 2010 Oct;299(4):R1121–31.
32. Figueroa A, Trivino JA, Sanchez-Gonzalez MA, Vicil F. Oral L-citrulline supplementation attenuates blood pressure response to cold pressor test in young men. Am J Hypertens. 2010 Jan 1;23(1):12–6.
33. Figueroa A, Wong A, Hooshmand S, Sanchez-Gonzalez MA. Effects of watermelon supplementation on arterial stiffness and wave reflection amplitude in postmenopausal women. Menopause. 2013 May;20(5):573–7.
34. Berry MJ, Justus NW, Hauser JI, Case AH, Helms CC, Basu S, et al. Dietary nitrate supplementation improves exercise performance and decreases blood pressure in COPD patients. Nitric Oxide. 2015 Aug 1;48:22–30.
35. Kelly J, Fulford J, Vanhatalo A, Blackwell JR, French O, Bailey SJ, et al. Effects of short-term dietary nitrate supplementation on blood pressure, O2 uptake kinetics, and muscle and cognitive function in older adults. Am J Physiol Integr Comp Physiol. 2013 Jan 15;304(2):R73–83.
36. Shepherd AI, Wilkerson DP, Dobson L, Kelly J, Winyard PG, Jones AM, et al. The effect of dietary nitrate supplementation on the oxygen cost of cycling, walking performance and resting blood pressure in individuals with chronic obstructive pulmonary disease: a double blind placebo controlled, randomised control trial. Nitric Oxide. 2015 Aug 1;48:31–7.
37. Wylie LJ, Kelly J, Bailey SJ, Blackwell JR, Skiba PF, Winyard PG, et al. Beetroot juice and exercise: pharmacodynamic and dose-response relationships. J Appl Physiol. 2013 Aug;115(3):325–36.
38. Lara J, Ogbonmwan I, Oggioni C, Zheng D, Qadir O, Ashor A, et al. Effects of handgrip exercise or inorganic nitrate supplementation on 24-h ambulatory blood pressure and peripheral arterial function in overweight and obese middle age and older adults: a pilot RCT. Maturitas. 2015 Oct;82(2):228–35.

39. Wong A, Alvarez-Alvarado S, Jaime SJ, Kinsey AW, Spicer MT, Madzima TA, et al. Combined whole-body vibration training and L-citrulline supplementation improves pressure wave reflection in obese postmenopausal women. Appl Physiol Nutr Metab. 2016 Mar;41(3):292–7.
40. Casonatto J, Góes RC, Grandolfi K, Cavalari JV. Effects of L-citrulline malate oral supplementation on post-exercise hypotension. Man Ther Posturology Rehabil J. 2018;16(June):1–5.
41. Grandolfi K, Cavalari JV, Góes RC, Polito MD, Casonatto J. Acute citrulline oral supplementation induces greater post-exercise hypotension response in hypertensive than normotensive individuals. Rev Nutr. 2018;31(6):509–21.
42. Casonatto J, Cavalari JV, Goesler KF, Christofaro DGD, Polito MD, Enokida DM, et al. Citrulline malate supplementation might potentiate post-exercise hypotension in hypertensives: A 24-hour analysis. Sci Sports. 2019;
43. Neto MM, da Silva TF, de Lima FF, Siqueira TMQ, Toscano LT, de Moura SKMSF, et al. Whole red grape juice reduces blood pressure at rest and increases post-exercise hypotension. J Am Coll Nutr. 2017 Aug 30;36(7):533–40.
44. Kass LS, Poeira F. The effect of acute vs chronic magnesium supplementation on exercise and recovery on resistance exercise, blood pressure and total peripheral resistance on normotensive adults. J Int Soc Sports Nutr. 2015 Dec 24;12(1):19.

Anexos

ANEXO A – Melhores intervenções não-farmacológicas, via exercício físico, comprovadas para prevenção e tratamento da hipertensão

	Intervenção não farmacológica	Dose	Impacto aproximado na PA sistólica	
			Hipertensos	Normotensos
Atividade física	Resistência Cardiorrespiratório	120–150 min/sem 65%–75% FC reserva	-5/8 mmHg	-2/4 mmHg
	Resistência de Força	90 - 150 min/sem 50% - 80% 1 RM 6 exercícios, 3 séries/exercícios, 10 repetições/set	-4 mmHg	-2 mmHg
	Força Isométrica	4 x 2 min (*hand grip*), 1 min descanso entre exercícios, 30% - 40% Contração voluntária máxima 3 seções/sem • 8–10 semanas	-5 mmHg	-4 mmHg

Fonte: Adaptado de Whelton, 2017.

ANEXO B – Uma Abordagem Integrativa ao Tratamento da Hipertensão

Categoria de intervenção	Intervenção terapêutica	Dose diária
Características da dieta	DASH e Mediterrânea	Tipo de dieta
	Restrição de sódio	1500 mg
	Potássio	5000 mg
	Proporção de K / Na	> 3:1
	Magnésio	1000 mg
	Zinco	50 mg
Macronutrientes	Proteína: Ingestão total de fontes não animais, proteína orgânica magra, ou animal selvagem ou peixe de água fria	30% do total de calorias / 1,5 – 1,8 g/kg de peso corporal
	Proteína de soja (as fonte fermentadas são preferidas)	30 g
	Gordura	30 % do total de calorias
	Ômega 3	2 – 3 g
	Ômega 6	1 g
	Ômega 9	2 – 4 colheres de sopa de azeite de oliva
	Proporção de gordura poli-insaturados e saturada	>2:0
	Ômega 3: Ômega 6	1,1 – 1,2
	Ácidos graxos trans sintéticos	Nenhum (remova completamente da dieta)
	Carboidratos: como carboidratos e fibras principalmente complexas	40% do total de calorias
	Aveia	60 g
	Ou betaglucanas	3 g
	Ou Psylium	7 g
Alimentos específicos	Alho fresco ou envelhecido	4 dentes frescos (4 g) ou 600 mg de alho envelhecido duas vezes ao dia
	Licopeno como produtos	10 – 20 mg

Anexos

Categoria de intervenção	Intervenção terapêutica	Dose diária
	de tomate, goiaba, melancia, damasco, toranja rosa, mamão ou suplementos	
	Chocolate amargo	100 g
	Suco ou semente de romã	240 ml ou 1 copo
	Gergelim	60 mg de sesamina ou 2,5 g de gergelim
Redução de peso	IMC< 25 kg/m2	Reduzir 400 g de peso por semana e aumentar massa muscular magra
	Circunferência de cintura: < 89 cm em mulheres < 100 cm para homens Gordura corporal total: < 22% para mulheres <16% para homens	
Outras recomendações de estilo de vida	Restrição de álcool	< 20 g/d
	Entre a escolha do álcool, o vinho tinto é preferido devido aos seus fitonutrientes vasoativos	Vinho < 300 mL Cerveja < 710 mL Licor < 60 mL
	Tabaco e tabagismo	Pare
Alimentos e nutrientes suplementares	Ácido alfa lipóico + biotina	100 a 200 mg duas vezes ao dia
	Arginina	5 g duas vezes ao dia
	Carnitina	1 - 2 g duas vezes ao dia
	Taurina	1 – 3 g duas vezes ao dia
	Ácido clorogênico	150 – 200 mg
	Coenzima Q10	100 mg duas vezes por dia
	Extrato de semente de uva	300 mg
	Pycnogenol	200 mg
	Quercetina	500 mg duas vezes por dia

Categoria de intervenção	Intervenção terapêutica	Dose diária
	Resveratrol (trans)	250 mg
	Vitamina B6	100 mg 1 vez a 2 vezes por dia
	Vitamina C	250 – 500 mg duas vezes por dia
	Vitamina D3	Dose para aumentar o nível sérico de 25 – hidroxi vitamina D para 60 ng/mL
	Vitamina E como mix de tocoferóis	400 UI

Fonte: Adaptado de Houston, 2013.

www.ingramcontent.com/pod-product-compliance
Lightning Source LLC
Chambersburg PA
CBHW041058180526
45172CB00001B/17